Dominique Starck

Chanting
Himmel und Erde verbinden

Dominique Starck

Chanting

Himmel und Erde verbinden

Archaisches Vokaltönen
und seine Wirkung

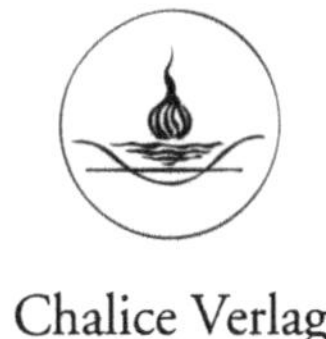

Chalice Verlag

Die Erstausgabe erschien
2011 im AT Verlag, Aarau und München,
unter dem Titel *Heilendes Chanting*

Vollständig überarbeitete
und stark erweiterte Neuausgabe

Umschlagbild: Chiara Fiorini
Fotografien: Dominique Starck
Illustrationen: Barbara Aabid, Dorote Kamm
Yoga-Strichfigürchen: clickflows.com
Buchgestaltung: Robert Cathomas
Herstellung: BoD – Books on Demand GmbH
Printed in Germany

978-3942914-36-9

Inhalt

Anhang

Begleitende Audioaufnahmen

Die begleitenden Audioaufnahmen zu diesem Buch können von der Webseite **www.dominiquestarck.ch** unter dem Menüpunkt »CDs & Bücher« kostenlos heruntergeladen werden.

Für Michelle,
George und Malika

Dank

Mein Dank für ihre große Unterstützung geht an Helga Jacobsen und Robert Cathomas vom Chalice Verlag, Chiara Fiorini, Regula Meyer, Barbara Aabid, Beate Biank, Dorote Kamm, Sarah Shayna, Therese, Claude, Christophe und Marion Starck sowie an meine spirituellen Lehrer bei den Puebloindianern in den USA und an Gabor Patak, Reshad Feild und Clemens F. Dietrich in der Schweiz.

Einführung

Das vorliegende Werk ist eine erweiterte Ausgabe meines 2011 erschienenen Buches *Heilendes Chanting*. In den letzten Jahren habe ich neue Chanting-Formen entwickelt, die Körperübungen und Kraftorte mit einschließen und dadurch die Bewusstseinstransformation und Heilung noch stärker anregen. Darüber hinaus bezieht diese Neuausgabe nun die Erkenntnisse der integralen Philosophie mit ein, die uns helfen kann, die geistige Entwicklung zu reflektieren.

Chanting ist eine Methode, sich durch das Singen oder das »Tönen« von Vokalen in die Harmonie der inneren und äußeren Sphären einzuschwingen. Unsere Stimme, vom Atem getragen, begegnet anderen Stimmen, verschmilzt mit ihnen, hallt von ihnen wider. Ihr Klang kehrt zu uns zurück und bereichert uns mit dem, was sie uns von den Berührungen aus der Peripherie mitgebracht hat. Mit unserem Bewusstsein spannen wir stets den Bogen von der Vergangenheit in die Zukunft. Klang und Rhythmus hingegen lassen uns ganz ins Hier und Jetzt fallen – in die einzige Zeit, in der wir wirklich leben. Das Hier und Jetzt ist ein wichtiger Schlüssel zu einem ganzheitlichen und gesunden Leben, zu einem sich ent-faltenden, sich ent-wickelnden Leben. Das Chanting holt uns direkt in dieses Magische des Hier und Jetzt.

Indianische Völker wie die Pueblo-Picuris formulieren es folgendermaßen: Chanting lässt uns in das ewige Jetzt eintauchen. Die energetische Vibration unserer Stimme verbindet uns mit dem spirituellen Licht, das aus der Erinnerung, dem Jetzt und der Zukunft geschaffen ist. So sind wir das Licht der universellen Intelligenz.

Beim Chanten, so könnte man auch sagen, spricht das Universum in metaphorischen Bildern zu uns. Beim Einatmen nehmen wir die Energie des Himmels, beim Ausatmen die Energie der Erde auf. Mit jedem Einatmen verleihen wir dem Leben Sinn und erschaffen unser Universum. Mit jedem Ausatmen wird dem Universum neues Leben gegeben.

In diesem Buch möchte ich meine langjährigen Chanting-Erfahrungen mit Ihnen teilen. Im Laufe der Zeit hat sich in meinem täglichen Praktizieren eine ganz besondere Form des Chantens entwickelt, die dieses Buch zu etwas Ungewöhnlichem macht. So geht es hier nicht nur um das Singen und Tönen, sondern auch um den Zugang zu feinstofflichen Welten und die uns daraus zufließende Heilung und innere Entwicklung, wie sie das Chanten ermöglichen kann. Auch möchte ich Ihnen das Gesetz der Oktave vorstellen sowie die Kraft der Obertonreihe und Sie – neben vielen weiteren praktischen Übungen – mit der Visionssuche vertraut machen.

Viele von uns kennen die erhebende Erfahrung, in einem Chor oder einer Gruppe zu singen. Ähnlich ist es beim Chanting: Gemeinsam zu chanten, lässt mehr als die Summe der Einzelstimmen entstehen – die Kraft erfährt eine Verfeinerung und eine Potenzierung durch das gemeinsame Tönen. Das allein ausgeführte, persönliche Chanting ist hingegen mehr nach innen gerichtet und dadurch im Erlebnis sehr präzise und individuell. In der Gruppe erfährt man sich in einem Klangmeer und sehr oft in einer leichten Trance, die die Erfahrung feinerer Bewusstseinszustände ermöglichen kann. Die begleitenden Audioaufnahmen zu diesem Buch, die Sie auf meiner Webseite **www.dominiquestarck.ch** unter dem Menüpunkt »CDs & Bücher« kostenlos herunterladen können, werden Sie durch einen Teil der vorgestellten Chantings führen. Mit Hilfe dieser Tonaufnahmen können Sie einerseits einen ähnlichen Effekt erzielen wie in einer Gruppe, auch wenn Sie für sich allein üben. Andererseits haben Sie dadurch die Freiheit, sich gleichzeitig in den verschiedenen Erfahrungsräumen zu bewegen, ohne dass der Klang und der schwingende Raum abbricht, wenn Sie Atem holen.

In das Chanten lassen sich zusätzlich visuelle Elemente einbauen. Die Kombination von Atem, Stimme und Visualisation ist eine effektive Praxis zur Aktivierung und Harmonisierung der feinstofflichen Energiezentren und somit auch für unsere geistige und körperliche Gesundheit. Alles in der Natur vibriert und klingt. Von den kleinsten bis zu den größten Teilen ist alles in Schwingung und durch ein feines Netzwerk miteinander verbunden. Man kann sagen, dass Klang und Pulsation den Anfang von allem bilden und in jedem Moment des Lebens das Wesentliche sind. Rhythmus und Klang bringen uns ganz auf die Erde, in unseren Körper, zu uns selbst, und verbinden uns gleichzeitig mit allem Existierenden, mit dem Sicht- und Spürbaren und dem Dahinterliegenden. Alle Wesen – Steine, Pflanzen, Tiere und Menschen, Elementar- und geistige Wesen – senden Schwingungen aus, die sich als hörbare oder unhörbare Musik ins Universum hinein fortpflanzen. Und sie alle interagieren über die feinen Schwingungen miteinander.

Ich möchte Sie einladen, mit diesem Buch die Essenz des Klangs kennenzulernen und diese spielerisch übend selbst zu erfahren. Hier geht es nicht um die kulturellen Ausprägungen von indischen Mantras bis hin zur gregorianischen Chorälen. Vielmehr möchte ich ganz praktisch aufzeigen, wie jeder Mensch zur persönlichen Entwicklung und Heilung seine individuellen Klangmuster kreieren kann.

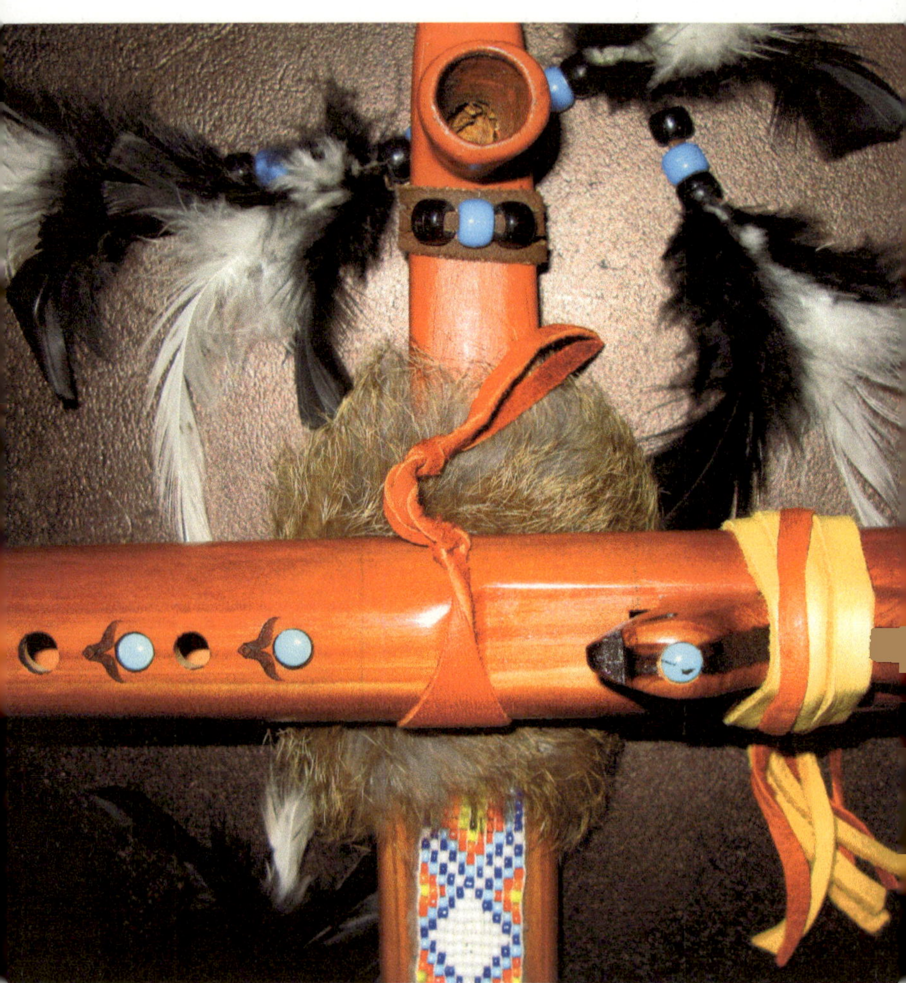

Flöte und Pfeife auf Rahmentrommel

Eine Reise

Die Straßen wurden staubiger und die Steppe verwandelte sich nach und nach in eine Steinwüste. In der Ferne bewegte sich eine Windhose in scheinbar gemächlicher, ja fast friedlicher Art über das Land. Die trockenen Canyons erweckten in mir Vorstellungen von längst vergangenen Zeiten – von Zeiten, lange bevor amerikanische Ureinwohner jemals ihre Mokassins auf diese heilige Erde gesetzt hatten. Wir schrieben das Jahr 1979, und ich war mit einem befreundeten Musiker in dieser Gegend unterwegs. Es war nicht das erste und es sollte auch nicht das letzte Mal sein, denn etwas ganz tief in mir zog mich wieder und wieder hinaus in diese Weite.

Damals waren wir in der erwartungsvollen Hoffnung aufgebrochen, dass wir auf dieser Reise einen Zugang zu schamanistischen Gesängen und Tänzen finden würden. Doch zunächst einmal gab es vor allem unangenehme Bekanntschaften mit Polizeibeamten, die hier draußen im Niemandsland in ihren hinter Büschen versteckten Riesenkisten einsam auf Temposünder warteten. Wann immer Martin am Steuer saß, waren wir für meine Begriffe wirklich zu schnell unterwegs, was wieder und wieder zu Spannungen führte. Ich hatte eine ganz bestimmte Vorstellung davon, mit welcher äußeren und inneren Geschwindigkeit man dieser überwältigenden Landschaft des Südwestens der USA begegnen kann und darf. Martin hatte eine andere. Gemeinsam war uns jedoch ein tiefer, ja ehrfürchtiger Respekt vor der indianischen Urbevölkerung, deren Späher und Hirten sich, trotz all der Widrigkeit und Unterdrückung durch die Weißen, manchmal noch immer hoch zu Ross durch die Prärie schwingen. Geschichten erzählend verankern sie ihr tiefes Wissen und ihre Herkunft in den Nachkommen, ohne je etwas niederzuschreiben. Wir fanden es damals ziemlich cool, wie Häuptlinge der Rothäute uns Bleichgesichtern geradeheraus prophezeiten, das Ende der Indianer werde auch unser Untergang sein. Diese Drohung hatte für uns eine Vielschichtigkeit, die kaum zu übertreffen war. In Anbetracht des zerstörerischen Lebensstils unserer Zivilisation gewannen wir dieser Aussage durchaus auch etwas Positives ab. Die Gestirne, die Elemente, die Felsen, Pflanzen und Tiere sind den *Natives* hier nicht nur Wesensfreunde, mit denen sie sich unterhalten, sondern sie sind auch Tore zu einem tieferen Verständnis des Lebens und seiner Prozesse. So wird in dieser Region etwa gesagt, dass die Maispflanze mehr vom Menschen versteht als der Mensch vom Mais.

Einmal erschienen rechts neben der Straße auf einer kleinen Anhöhe am Fuß eines Tafelberges Ruinen eines verlassenen Dorfes. Neugierig entschlossen wir uns, diese zerfallenen Steinhäuser, die hier gleich wie die Bevölkerungsgruppe »Pueblo« genannt werden, zu inspizieren. Zunächst bestaunten wir die überwältigende Sicht über die von vielen Canyons zerfurchte, fast weiße Steinwüste, als wir ein behelfsmäßig bedachtes Pueblo entdeckten. Es war offensichtlich bewohnt, denn es hingen farbig bestickte Tücher am Eingang. Und dieser Eingang zwischen all den ockerfarbenen Ruinen zog uns magisch an. Hinter uns im Norden die Mesa, vor uns die Weite unter der südlichen Sonne und da – wie in einem Initialtraum voller Archetypen – eine alte Indianerin in diesem zerfallenen Pueblo, inmitten von selbst geflochtenen Körben und farbigen Stoffen voller Symbole.

Die Atmosphäre, in die wir eintauchten, war ein Gemisch aus Misstrauen und Herzlichkeit. Wir waren wirklich Suchende hier in der Wüste und standen einer vielleicht siebzig- oder achtzigjährigen Indianerfrau gegenüber, die die Ehrlichkeit unserer Absichten sehr schnell erkannte. Ihre Englischkenntnisse waren noch schlechter als die unsrigen, was sich aber bald als Vorteil erweisen sollte. Nach kurzer Zeit – wir waren vielleicht vor einer halben Stunde angekommen – breitete sich die Unterhaltung auf mehrere Ebenen aus und die Worte wurden zu Booten, gefüllt mit Klängen, bedeutungsschweren Blicken und Gesten. Ich erinnerte mich ganz plötzlich an die Aussage Hildegard von Bingens, sie habe durch den Klang die wahre Bedeutung von Wörtern verstanden. Wir wussten nicht wirklich, wie uns geschah, hier mitten im Nichts unvermittelt in ein Gespräch über die Wesenhaftigkeit der Natur, der Krafttiere, der Pflanzen und des Regentanzes verwickelt zu werden. Die hiesigen Indianer, so erfuhren wir, hatten ihren Lebens- und Ahnenpfad verraten und sich freiwillig oder gezwungenermaßen dem Einfluss der Spanier ausgesetzt – dadurch hörte es auf zu regnen und eine lange Trockenzeit begann. Es verging eine dunkle Epoche der Missionare, bis die Ureinwohner wieder zurück auf den Weg und zurück in diese für sie heilige Gegend fanden. Die alte Frau erzählte, wie durch die Chantings und die Tänze auch der Regen zurückkam und ihr Volk zu dieser einfachen, seit Anbeginn der Zeit übermittelten Lebensweise zurückfand.

In mir stieg eine Frage auf: Was vermögen Stimme und Tanz wohl in uns selbst zu bewirken, wenn sogar klimatische Bedingungen beeinflusst werden können? Es klangen viele Ebenen der Erinnerung und des vergessenen und unbewussten Wissens in mir an, wie ich das weder im Traum noch in der Wirklichkeit je erlebt hatte. Ich wusste: Alles ist miteinander verbunden, und Wasser ist eines der Medien, das jede noch so kleine Schwingung überträgt, das alle Muster annimmt, und – der menschliche Körper besteht zu zwei Dritteln aus Wasser.

Die Indianerin erzählte uns weiter von einer vibrierenden, klingenden Natur. Alle Wesen tönen und schwingen. In den Wellen, im Wasserfall und im Regen entstehen ganze Klangmeere. An der Nordwestküste verstehen die indigenen Völker (die *Native Americans*) die Gesänge der Buckelwale. Hier in der Wüste sind es die Winde, die »Steinleute« (*stone people*) und die Himmelsrichtungen, die ihnen ihre Geschichten erzählen und die Lieder aus den Weiten dieser Landschaft singen. Die Naturreiche und ihre Gezeiten pulsieren in einer großen Symphonie, und die Lebensprozesse erzeugen eine unendliche Vielfalt von Rhythmen und Tönen.

Wir saßen vielleicht zwei oder auch drei Stunden gemeinsam auf dem sandigen Boden. Es fühlte sich an wie eine Ewigkeit. Unterdessen erfuhr ich auch einiges über mein persönliches Krafttier, den Bären. Bärenkraft verbindet mich hier auf der Erde mit meinen Urwurzeln, zudem verknüpft diese Medizin meine Herkunft mit meiner Bestimmung. Auch wenn uns im alltäglichen Leben die Plüschbären im Kinderzimmer näherstehen als der Braunbär der Alpen, sind es doch starke Symbole, die wir als Kinder bekamen – mein Teddy rettete mich als Kind oft aus einer Einsamkeit oder einem Albtraum. Ich solle nicht so ernst sein und auch nach der Süße des Lebens Ausschau halten wie der Bär nach dem Honig, sagte mir die Alte eindringlich lächelnd... Es war, als würde eine Tonleiter in der oberen Oktave ankommen. So fand dieses Gespräch ein erfüllendes Ende, und wir erhielten eine Einladung zu den am darauffolgenden Tag beginnenden Tänzen auf der Mesa.

Die Tänze, Rhythmen und Laute dort ließen mich in eine leichte bewusste Trance fallen – in ein unmittelbares, direktes und ganzheitliches Verstehen. Jede Zelle vibrierte, und eine universelle Verbundenheit mit allem Lebendigen durchfloss mein ganzes Sein. *Hej–ja haj–ja ho–a ha...* – die Klänge schossen als Licht von meinem Herzen zweimal in den Kopf und zurück, um im Solarplexus zu drehen und wieder zurück ins Herz zu scheinen. Klang und Rhythmus fanden in mir gleichermaßen Ausdruck in einer Art Rückbindung an meine Herkunft. Trommel, Gesang und Bewegung ließen mich direkt die Transzendenz der Materie erfahren. Die Transzendenz aller Dinge: Ich erkannte sie in diesem Moment als meine wirkliche Heimat.

Atem, Stimme, die Klänge und Gesänge verschmolzen miteinander, gingen von mir zu anderen, kamen, mich bereichernd, wieder zu mir zurück und brachten mich ganz ins Hier und Jetzt. Ich erkannte, wie Chanting den Menschen direkt in den Moment trägt und wie verloren wir »Zivilisierten« doch sind, die wir rastlos von einer Sache zur nächsten eilen, nicht selten auch zwei, drei Dinge gleichzeitig tun, getrieben von Zielvorstellungen, Erfolgsdenken, Bedürfnissen und oft auch von Ängsten. Wenn auf dem Tafelberg getanzt wird, sind alle hier – wirklich hier, im Hier und im Jetzt. Und wenn dann der Regen einsetzt und die Maiskörner sprießen, sind alle sehr glücklich. Die Erde wird alles, was entstanden ist, dankbar zurücknehmen. Es braucht kein Benzin, kein Plastik und keine Chemie.

Es gab hier einmal eine Zeit, in der sich niemand auf Kosten anderer bereicherte. Die Puebloindianer erzählen von einer Ära vor unserer Zeitrechnung, in der sie im Einklang mit der geistigen Welt und den Elementarwesen lebten. Dann aber wollten einige von ihnen mehr und begannen, die Wesenheiten in der Natur für ihre persönlichen Belange und ihre Bereicherung auszunutzen, was schließlich den Untergang dieser Zivilisation zur Folge hatte. Die Seelen fielen in eine Unterwelt. Die Medizinmänner und -frauen erzählten, dass vor etwa sechstausend Jahren einige von ihnen wieder in diese, unsere Welt eintreten durften, wenn sie ein Leben im Einklang mit der Natur führen und sich ganz an die Visionen ihrer Ältesten halten würden. Das hieß in der kargen Landschaft des Südwestens vor allem, ein rituelles und einfaches Leben zu führen.

Die Musik des Lebens war ihre tragende Kraft. Das Leben, die rhythmische Arbeit der Körpermechanismen, die Gedanken und

Gefühle – alles steht in völliger Abhängigkeit zu Mutter Erde, Vater Sonne, Großmutter Spinne, Großvater Himmel. Der Atem manifestiert sich als Stimme, als Wort oder Klang. Dieser Lebensklang ist immer hörbar, sowohl als Klang außerhalb wie auch innerhalb von uns.

Es gibt nur sehr wenige Menschen, in deren Leben Musik keine Bedeutung hat. Im Altertum waren große Denker und Propheten meist auch große Musiker. Sie wussten, mit der Musik den tiefsten Grund unseres Seins zu berühren. Heute hat die moderne Physik das Vibrieren der kleinsten Teile entdeckt, und die Trommel des Schamanen, der sich durch das Erspüren der Pulsation mit dem Kranken verbindet, eröffnet eine völlig neue und zugleich uralte Sicht auf eine jahrtausendealte Medizin. Gesundheit, so wissen wir heute wieder, ist ein Zustand des richtigen Rhythmus und Klangs. Pulsschlag und Rhythmus des Blutkreislaufs lassen nicht ohne Grund eine präzise Diagnose zu. Die alten Systeme der Medizin, wie die indianischen oder die der indischen Veden, gründen auf der Musik – und Musik wiederum ist das Gesetz der Schwingung. Krankheit bedeutet immer einen Mangel an Lebenskraft und Lebensschwung und entsteht meistens, wenn etwas blockiert ist. Pulsation, Rhythmus, Schwingung, Klang und Atem sind die Schlüssel zur Harmonisierung und Ganzwerdung.

Die Musik erweckt in uns die große Sehnsucht und die Erinnerung an eine Heimat hinter allen Dingen – an ein verlorenes Paradies. Und vieles, was wir in uns verloren zu haben glauben, kann sich durch Chanting zurückgewinnen und regenerieren lassen.

𝄞

Foto auf der nächsten Seite: Südirland

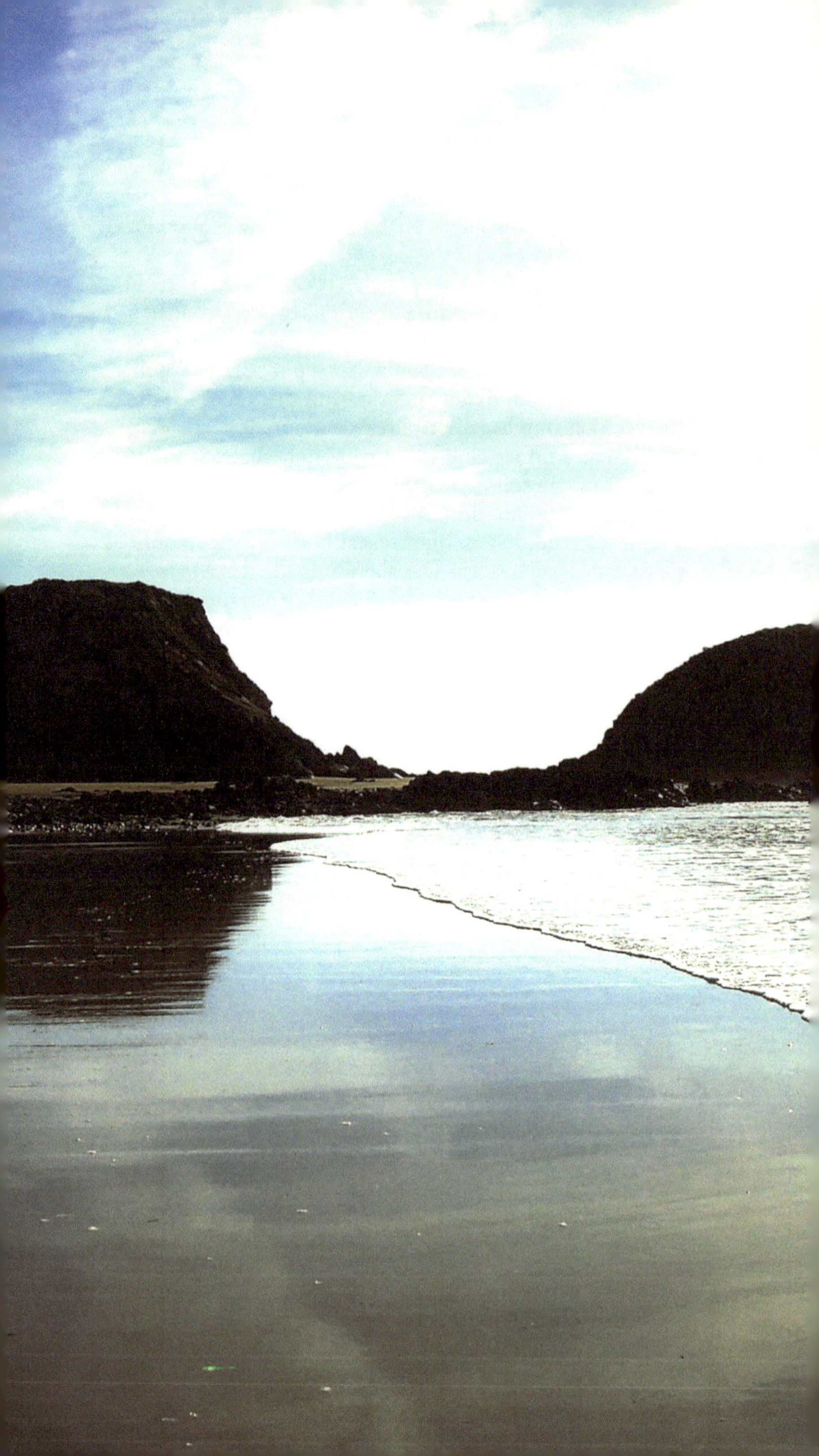

Urklänge der Heilung und Entfaltung

Durch ein nicht ausschließlich materiell orientiertes Bewusstsein erhalten wir Zugang zu den verborgenen Ebenen unseres Seins. Singen und Chanten sind sehr gute Möglichkeiten, wenn wir uns Bereichen öffnen wollen, die dem Alltäglichen verborgen, aber sowohl physisch wie auch feinstofflich spürbar sind. Die Energiezentren oder Chakren des ersten feinstofflichen Körpers (meist »Ätherkörper« genannt) werden durch die Vibration unserer Stimme in Schwingung versetzt und dadurch mit etwas Übung direkt erfahrbar. Anfänglich sind es meistens Empfindungen von leichtem Kribbeln oder von Wärme.

Die Chakren liegen an der Wirbelsäule übereinander mit einer Öffnung am Rumpf beziehungsweise am Kopf. Viele sogenannte Nebenchakren befinden sich zudem in den Gelenken und Organen. Aktivität und Balance dieser Energiezentren sind entscheidend für unsere physische und psychische Gesundheit; ist eine Ebene blockiert, wird sich das zuerst in unseren Gedanken und Gefühlen bemerkbar machen und später auf die physische Ebene gelangen. Wir erhalten unsere Lebenskraft aus noch feineren Schwingungsebenen; sie wird durch die Chakren von uns aufgenommen. Auch das erklärt den wichtigen Zusammenhang zwischen Chakren und Wohlbefinden und bringt zudem das Tönen und seine Schwingungen ins Spiel. Zu babylonischer Zeit wurde Krankheit als ein musikalisches beziehungsweise rhythmisches Problem bezeichnet, wie es viele indianischstämmige Völker heute noch tun. Das kann man leicht nachvollziehen, wenn man an ein »stockendes Herz« oder den »stockenden Atem« denkt – beides sind blockierte Schwingung und Pulsation.

Ich schlage Ihnen nun eine erste praktische Übung zur Selbsterfahrung vor. Unternehmen Sie doch einmal einen Selbstversuch in Vokallokalisation. Das Experiment ermöglicht es Ihnen zu erspüren, dass Tonhöhe und Vokalisierung auf unseren Körper sehr unterschiedliche Wirkungen haben. Eine hohe Frequenz ist körperlich eher im Kopfbereich zu spüren, eine tiefe in der Bauchgegend. Eine zweite Ebene wird durch die Vokale, Umlaute und deren Bildung (offen oder geschlossen) im Mund repräsentiert. Eine dritte Ebene ist – wie nordamerikanische Indianer es ausdrücken – das Richten des Klanges durch die Konsonanten. Bereits ein einfaches Experiment mit Vokalen kann, entsprechend den in Schwingung versetzten Resonanzfeldern, Veränderungen in Gedanken und Gefühlen hervorrufen, auch wenn diese im Moment noch unspezifisch bleiben.

Übung

Physische Lokalisation der Vokale

- Singen Sie den tiefsten Ton, den Sie hervorbringen können. Lenken Sie Ihre Aufmerksamkeit dabei in den Beckenraum. Experimentieren Sie mit jedem Vokal und Umlaut und mit der Zungenstellung. Gibt es einen Laut, der Ihren Beckenraum stärker in Schwingung versetzt?

- Singen Sie einen weiteren, etwas höheren Ton und lenken Sie nun die Aufmerksamkeit in die Magengegend. Experimentieren Sie wiederum mit den Vokalen. Es gibt durchaus verschiedene Vokale, die ein und denselben Resonanzraum in Vibration versetzen; zudem ist dies auch individuell unterschiedlich.

- Fahren Sie fort, indem Sie nach und nach mit immer höheren Tönen in die höheren Körperregionen von Brust, Hals und Kopf chanten.

In der folgenden Tabelle erhalten Sie einen Vokalschlüssel, den ich bei Puebloindianern und später in vielen anderen Traditionen kennengelernt habe. Ergänzen Sie die Tabelle durch Ihre persönlichen Erfahrungen; insbesondere die Umlaute sollten Sie selbst erspüren.

Resonanzregionen	Kopf	Hals	Brust	Magen	Bauch	Becken
a			•			
e		•				
i	•					
o				•	•	
u						•
ä						
ö						
ü						

Die Menschen indianischer Abstammung haben einen natürlichen Bezug zu Körperresonanzen, und so erstaunt es nicht, dass eine überwiegende Übereinstimmung der Vokalzuordnungen feststellbar ist, die sich weit über die Beringstraße hinweg in den sibirischen Raum verfolgen lässt, woher aller Wahrscheinlichkeit nach die indianischen Völker in den nordamerikanischen Raum einwanderten. Typische Zuordnungen sind also:

Kreuzbein *u*
Scheitel *m, n*
Kopf *i*
Hals *e*
Herz *a*
Magen *ó* (offen wie im o von »Sonne«)
Bauch *ò* (geschlossen wie im o von »Mond«)

Kombinationen mit Umlauten und Konsonanten verfeinern den Klang und richten ihn in seiner Wirkung aus. Bei vielen Indianerstämmen werden Vokale auch mit übergeordneten Attributen in Verbindung gebracht:

a Reinigung
e Beziehung
i Wahrnehmung
o Empfänglichkeit, Unschuld, das unendliche Nichts
u Tragfähigkeit, Erde

Die Sprachen der verschiedenen Ethnien sagen viel über die Mentalität der Menschen aus. Im Arabischen beispielsweise gibt es hundert Namen für Gott und über zwanzig Wörter für Liebe. Den Klang des Wortes *Allāh* fühlt der orientalische Mensch im Herzen. Und auch wir Mitteleuropäer halten die Hand aufs Herz, wenn es um eine Herzenssache geht, wie beispielsweise um Aufrichtigkeit – ***aaa–uuf–riiich–tiii–kaaiit.*** Die Klänge bilden im Unsichtbaren Formen und rufen Resonanzen in uns hervor, die aus komplexen mehrdimensionalen Mustern bestehen, die sich in der Luft und in unseren Körperflüssigkeiten bilden. Diese Resonanzen docken an die Bedeutungen in unserem Geist an und sind wiederum mit entsprechenden Empfindungen verbunden. Der Klang des Wortes »Aufrichtigkeit« strahlt vom Herzen hinunter in das Becken, mit dem f (*frii*) fließt er direkt in den Kopf und mit dem t (*tiii*) richtet er sich nochmals bestätigend im Kopf aus. Wie eine weitere Verankerung kehrt der Ton mit der letzten Silbe nochmals ins Herz zurück, um schließlich im Kopf zu enden – das heißt, oder besser, so klingt »Aufrichtigkeit«.

Alle Wörter haben einen gemeinsamen »Urursprung«. Am Anfang war das Wort, der Klang. Bevor wir also je gesprochen, gesungen oder Musik gemacht haben, hat die Musik uns gemacht. Der Klang baut eine Brücke in die geistige Welt, unsere wahre Heimat, die sich gegenüber der Materie etwa so verhält wie Wasser zu Eis. Die unendlichen Schwingungen und Schwingungsmuster umgeben uns wie das Wasser die Fische. Den verdichteten Geist nennen wir »Materie«. Sogar ein unverbesserlicher Materialist ist ein Gläubiger; er glaubt an die ewige Materie. Das ist ja dasselbe, könnte man sagen; aber die Dichte unserer Existenz hält uns auch davon ab, unser wahres Sein zu erkennen. Sensitive, empfindsame (ich meine nicht sensible, empfindliche) Menschen vollbringen einen Spagat zwischen den Welten. Diese Spannung auszuhalten, macht das Leben noch einmal mehr zu einer kreativen und ganzheitlichen, mehrdimensionalen Erfahrung. Es scheint eine der charakteristischen Aufgaben von uns Menschen zu sein, uns in dieser dualistischen Welt unserer selbst immer klarer bewusst zu werden. Auch wenn wir es im alltäglichen Stress vergessen, müssen wir uns dem immer wieder neu stellen. Die Klänge können uns dabei helfen. Um sie in einer ganzheitlichen Art zu verstehen, müssen wir leicht, beweglich und rezeptiv werden. Nur so offenbaren sich uns die Bedeutungen. In Ton und Rhythmus mitzuschwingen, macht Veränderung und Fluss möglich.

Die Schwingungen der Natur manifestieren sich wundersam in ganzzahligen Brüchen oder Zahlenverhältnissen. In jedem Ton sind alle anderen immer mit enthalten. Die Obertonreihe lässt aus der Eins erst einmal die Zwei erklingen, die Oktave: eins zu zwei. Die Oktave ist somit die doppelte Frequenz des Grundtons. Die Oktavierung nach oben und nach unten ist die grundsätzliche Tendenz der Natur, aus einem zwei zu machen. Aus zwei werden dann drei: die Trinität. Damit aus Gegenpolen kreativ etwas entsteht, muss eine dritte Kraft dazukommen. Das Verhältnis drei zu vier bringt uns in die Materie und in die vier Himmelsrichtungen. Die Brüche ließen sich bis ins Unendliche weiterführen, bis in die ewige universelle und auch individuelle Harmonie.

Die uns gegebenen Laute, Umlaute und Konsonanten sind die Kommunikationswerkzeuge mit den verschiedensten Ebenen der Existenz, mit den tragenden Kräften der Materie wie auch mit den feineren Sphären, die formenden Charakter haben. Chanten wir beispielsweise ein ***uuuh*** und lenken dabei unser Bewusstsein mithilfe unseres Atems in den Beckenboden, beginnt diese Region zu schwingen. Sie beginnt viel stärker und vielschichtiger zu schwingen, als wenn wir ein ***uuuh*** einfach nur singen würden. Schon das Singen in einem Chor oder auch nur unter der Dusche ist heilsam für das Gemüt. Das Native Chanting aber schwingt bis in die feinsten Ebenen unseres Seins; dabei spielen das Bewusstsein und der Atem eine entscheidende Rolle, wie Sie in den vielen Übungen dieses Buches noch erfahren werden.

Übung

Worte chanten

- Folgen Sie dem Klang eines Wortes, für das Sie etwas Spezifisches empfinden können, das für Sie eine Bedeutung hat, ein Wort, das Sie deuten können. Gehen Sie den einzelnen Silben entsprechend den unten angegebenen Lokalisierungen nach. Chanten, tönen oder singen Sie dabei langsam eine Silbe nach der anderen. Gehen Sie beim körperlichen Erspüren intuitiv vor und folgen Sie den Silben durch Ihren Körper.

Vokalschlüssel für die Köperregionen:

u Beckenboden
ò (geschlossen) Bauch
ó (offen) Magen
á (offen) Brustmitte
e Hals
i Kopf
m, n Scheitel

Beispiele: »Vision« (***wii–sii–ònh***), »Trommel« (***tróhm–meh–lll***), »Stimme« (***stimm–meh***), »hallelujah« (***háh–leh–luh–jh–áh***), »amore« (***áh–mòh–reh***).

Chanten Sie nun jeden Vokal eines Wortes in der Reihenfolge des Silbenverlaufes für fünfzehn bis dreißig Sekunden und halten Sie gleichzeitig das entsprechende Wort und dessen Empfinden im Bewusstsein. Gehen Sie so tief wie möglich in die Empfindung hinein und spüren Sie der Essenz des Lautes nach. Nach einiger Zeit des Übens gesellen sich zum Bedeutungswissen Empfindungen, die einem ganzheitlichen Bewusstsein sehr förderlich sind.

𝄞

Die Energiezentren oder Chakren

Die sieben Hauptchakren

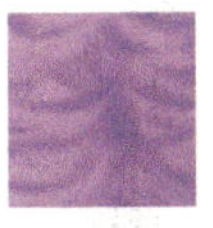
7 Scheitelchakra
(oder Kronenchakra)

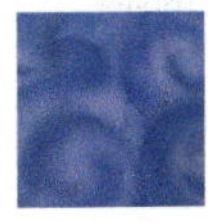
6 Stirnchakra

5 Halschakra
(oder Kehlchakra)

4 Herzchakra

3 Solarplexuschakra

2 Nabelchakra
(oder Sakralchakra)

1 Wurzelchakra

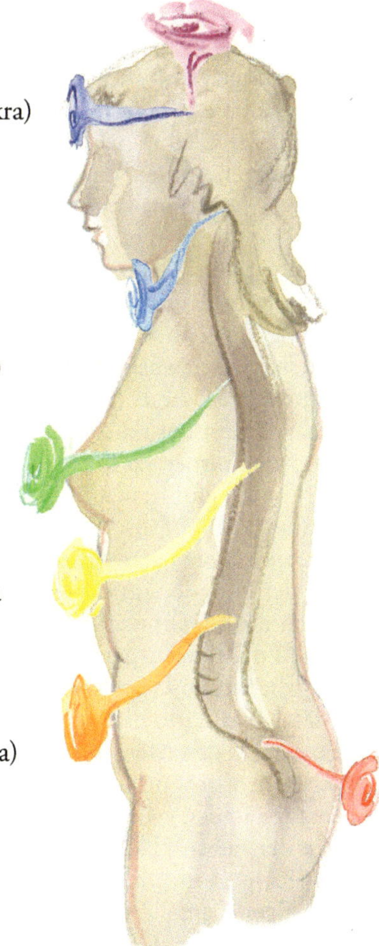

Lassen Sie uns nun noch tiefer in die feinstofflichen Ebenen vordringen. Gerade die Chakren können mit dem Chanting gut erreicht und in ihrem Funktionieren harmonisiert werden – und so viele positive Effekte auf unser Wohlbefinden und unseren Lebensweg auslösen. Chakren (»Lichträder«) sind Energiezentren des feinstofflichen Ätherkörpers. Die Chakren sind Sensoren der verschiedenen Seinsebenen und haben auch die Funktion, Lebensenergie (*prana*) aufzunehmen. Zudem werden sie als feinstoffliche Organe beschrieben, die das Licht brechen und es in die Bestandteile des Lichtspektrums zerlegen. Den Chakren werden die sieben Regenbogenfarben zugeordnet, wobei die effektive Schwingungsebene stark von diesem Farbspektrum abweichen kann. Diese Entsprechungen sind eher als eine Orientierung für die Meditation und als Symbole zu verstehen. Durch die Chakren fließt *prana* entsprechend der Chakra-Schwingungsebene in den Ätherkörper ein; es wird aufgenommen und im gesunden Menschen in die Harmonie von Intuition, Inspiration, Denken, Fühlen und Empfinden sowie in die Körperfunktionen eingewoben.

Zwischen den Chakren sowie dem endokrinen Drüsensystem, dem vegetativen und dem zentralen Nervensystem besteht eine Beziehung, die man als die »Ebene« der Umwandlung von Lebensenergie in Materie ansieht. Auf der jetzigen Entwicklungsstufe der Wissenschaft ist dieser Zusammenhang noch nicht abschließend erklärbar, doch ist er sehr wohl wahrnehmbar.

Der Ätherkörper ragt einige Zentimeter über den physischen Körper hinaus und besitzt in etwa die gleiche Form. Mittels Aurafotografie (Kirlianfotografie) und Biofeedback-Geräten ist der Ätherkörper heute nachweisbar. Die Wirkung der Chakren ist aber wie die der Homöopathie oder etwa der Akupunktur naturwissenschaftlich noch nicht nachweisbar. Die Naturwissenschaft hat eine wichtige Funktion in der Entwicklung der Menschheit; sich aber nur auf die wissenschaftliche Art der Beweisführung zu verlassen, wäre fatal und hätte die Degradierung eines großen Teils dessen zur Folge, was den Menschen ausmacht.

Neben den sieben Hauptchakren gibt es eine Vielzahl von Nebenchakren in den Gliedmaßen, Gelenken und Organen. Die Öffnungen der sieben Hauptchakren liegen etwas außerhalb des physischen Körpers und bestehen aus sich drehenden feinstofflichen, blätterartigen Lamellen, deren Vibration, Drehung und Öffnung durch die Praxis des Chantens mehr und mehr erfahrbar wird.

Werden die Chakren in den indischen Lehren als vier- bis tausendblättrig beschrieben, gibt es Traditionen, die sie als spiralförmige Trichter ansehen. Es gibt auch die Wahrnehmung, dass die Anzahl der Spiralen jener der Blätter entspricht, sodass beispielsweise das Wurzelchakra vier »Spiralblätter« aufweist. Die Drehung dieser Spiralen wird verschieden erfahren. Auch kann sie bei Mann und Frau unterschiedlich sein (siehe Seite 55).

Von den Öffnungen führt ein Kanal an die Wirbelsäule, beim Stirnzentrum führt sie in die Mitte des Kopfes. In der Wirbelsäule fließt bis über den Kopf ein ständiger Strom von Lebenskraft gleichzeitig auf und ab. Mit etwas Übung können Sie beim Chanten die Chakren sowohl an der Wirbelsäule als auch an ihren Öffnungen empfinden. Das kann ein Wärmegefühl, ein Kribbeln, eine Vibrationswahrnehmung oder eine Energiezunahme sein.

Das Wurzelchakra wird auch als ein nach unten gerichteter Wirbel empfunden, und das mit einer tausendblättrigen Lotosblume symbolisierte Scheitelchakra kann in Form und Farbe und auch in der Wahrnehmung individuell sehr variieren.

Die Chakren sind vergleichbar mit dem Regenbogen, der das Licht in die Spektralfarben teilt. So wie im Regenbogen das Licht gebrochen wird, führen die Chakren den verschiedenen Ebenen des Seins kosmische Energie zu. Jedes Chakra kann einer der sieben Regenbogenfarben zugeordnet werden. Für Menschen, die die Aura sehen können, zeigt sich aber meistens ein ganz anderes Bild: Die Aura schwingt überwiegend in einer bis drei Farben, und je nach Gemütsverfassung ändern sich diese. Durch das Chanten und Visualisieren aller sieben Schwingungsebenen werden diese aktiviert, das Sein und die Wahrnehmung werden entsprechend erweitert. Wir erleben ganzheitlicher – Chanting begleitet uns ins Ganzsein.

Das Leben, das heißt die Lebensenergie (*chi* oder *prana*) können wir in zwei Phänomenen erleben: einerseits als etwas Fließendes, vergleichbar einem elektrischen Strom, und andererseits als etwas Pulsierendes mit einer Polarität ähnlich dem Magnetismus. Unser körperliches Kreislaufsystem ist ein anschauliches Beispiel dafür, wie Lebensenergie erfahrbar ist (Herzpuls und Blutkreislauf). Auch die Musik, die aus Klang und Rhythmus besteht, ist ein erfahrbares Beispiel mit einem fließenden und pulsierenden Aspekt genau an der Grenze von stofflicher und feinstofflicher Ebene. Der Puls und der Rhythmus in der Musik sind die Triebkraft, die durch

Klänge entstehende Harmonie ist die verbindende Kraft und die Melodie die Ausdruckskraft der sich im Fluss befindlichen Klänge. Diese drei Kräfte sind geomantisch und therapeutisch wirksam. Die Musik begleitet die Menschheit wohl schon seit ihren Anfängen. Die individuell und kollektiv entstehenden Muster sind unendlich und bieten grenzenlose Möglichkeiten der Kommunikation, Identifikation und Heilung.

Zuordnungssysteme der Chakren

Elemente und Bewusstseinsebenen

Elemente	Chakra	Bewusstseinsebenen
Feuer	Scheitel	spirituell
Feuer	Stirn	mental (Intuition)
Luft	Hals	physisch / psychisch
Luft	Herz	physisch / psychisch
Wasser	Solarplexus	physisch / psychisch
Wasser	Nabel	physisch / psychisch
Erde	Wurzel	physisch / psychisch

Die Chakren im Überblick

Die Tabelle auf den nächsten fünf Seiten gibt einen Überblick über Lage, Funktionen und Zuordnungen der sieben Chakren:

	Wurzelchakra
Form	Vier Blütenblätter / Spiralen
Lage	Steißbein-Kreuzbein-Bereich, Öffnung hinten gegen unten
Körperlicher Einflussbereich	Nebennieren, Knochen, Beine, Füße, Dick- und Enddarm, Zähne, Nägel, Blutbildung
Themen	Urvertrauen, Erdung, Geborgenheit, Sicherheit, Überlebenskampf, Überlebenstrieb
Harmonische Funktion	Lebensenergie, Stabilität, Lebenswille, Urvertrauen, Erdung
Gestörte Funktion	Abgehobensein, sich nirgendwo zu Hause fühlen, Ängste, sich und die Familie nicht versorgen zu können, Ängste vor physischer und psychischer Bedrohung
Zuordnungen Chanting: Himmelsrichtung: Farbe: Element: Symbol:	***uuh*** Westen Rot Erde Quadrat Drüsensystem: Nebennieren
Sonstiges	Die Arbeit am Wurzelchakra belebt alle Chakren. Es erdet, lässt uns Stabilität finden und wirkt sich auf das Thema Familie aus.

Nabelchakra (Sakralchakra)	Solarplexuschakra
Sechs Blütenblätter / Spiralen	Zehn Blütenblätter / Spiralen
Vorn: Hara-Raum unter Nabel; hinten: mittlere Lendenwirbelsäule	Vorn am Solarplexus, hinten an der mittleren Brustwirbelsäule
Hoden, Eierstöcke, Blutkreislauf, Lymphfluss, Blase, Nieren	Bauchspeicheldrüse, Verdauung, Dünndarm, Leber, Milz, Gallenblase
Beziehung, emotionale Geborgenheit, Hingabe, Lust, Sexualität, Zugehörigkeit, inneres Kind	Selbstwertgefühl, Zentriertheit, Selbstachtung, Weisheit aus Erfahrung, Abgrenzung
Sinnlichkeit, Kreativität, Selbstvertrauen, gute Verdauung	Geklärte Gefühle, Transformation, Willenskraft, Selbstvertrauen, Persönlichkeit, Durchsetzungskraft
Triebhaftigkeit, Aggression, Schuldgefühle, Angst, nicht anziehend zu sein, Ablehnung von Sexualität	Sentimentalität, Selbstmitleid, Eifersucht, Rücksichtslosigkeit, Befangenheit, Schüchternheit, Angst vor Verantwortung, Angst vor Kritik
òòh (geschlossen wie »Mond«) Süden Orange Wasser Liegende Mondsichel Eierstöcke, Hoden	*óóh* (offen wie »Sonne«) Osten Gelb Wasser oder Feuer Dreieck Bauchspeicheldrüse

Herzchakra	**Halschakra**
Zwölf Blütenblätter / Spiralen	Sechzehn Blütenblätter / Spiralen
Vorn: Mitte der Brust; hinten: Wirbelsäule zwischen den Schulterblättern, obere Brustwirbel	Vorn: Höhe des Kehlkopfes, hinten: am 1. und 2. Halswirbel, in der Hinterkopfkuhle
Thymusdrüse, Haut, Blut, Lunge, Herz, Brustkorb	Schilddrüse, Nebenschilddrüse, Speiseröhre, Luftröhre, Stimme, Gehör
Mitgefühl, Liebe, Freude, Harmonie, Heilung, Miteinander, Ausstrahlung	Ausdrucksfähigkeit, Kommunikation, Inspiration, Verbindung von Fühlen und Denken
Liebe, Mitgefühl, Geborgenheit, Offenheit, Toleranz	Kommunikation, Wortbewusstsein, Inspiration, Kreativität, Unabhängigkeit, Konzentrationsfähigkeit, Sammlung
Übertriebene Eigenliebe, Überheblichkeit, Verbitterung, Angst, nicht geliebt zu werden, Erstarrung der Gefühle, Festhalten an Verletzungen und alten Wunden	Machtstreben, Intoleranz, Überbetonung des Intellekts, Angst, eigene Bedürfnisse zu äußern, Lügen, Klatschen, gegen sich selbst gerichtete Aggressionen
aah Norden Grün Luft Hexagramm Thymus	*eeh, ähh* — Hellblau Luft, Raum, Äther Kreis Schilddrüse

Die Arbeit am Herzchakra belebt alle Chakren und führt zu liebevollem Umgang mit sich selbst und anderen. Sie ist auch Teil der Lichtarbeit. Folgende Visualisationen bieten sich an: Rosen, Mitmenschen, warmes Sonnenlicht über Ährenfeldern, Sonnenblumenfelder.

Stirnchakra	Scheitelchakra
Sechzehn Blütenblätter/Spiralen	Tausend Blütenblätter/Spiralen
Vorn: Drittes Auge zwischen den Augenbrauen; Mitte des Kopfes	Scheitelpunkt des Kopfes, in die Aura hineinragend
Hirnanhangdrüse (Hypophyse), Augen, Ohren, Nase, Hormone, Nerven, Nebenhöhlen	Zirbeldrüse (Epiphyse), Mittelhirn, ganzer Organismus
Intuition, Erkenntnis, Zusammenhänge im Innen und Außen, Selbstverantwortung, übersinnliche Wahrnehmung, Verbindung zur geistigen Welt	Spiritualität, Selbstverwirklichung, Weisheit, Verschmelzung, Ekstase, All-Eins-Sein, Seelenverbindung, Kosmisches Bewusstsein
Wahrnehmung, Intuition, Weisheit, Erkenntnis, Vorstellungskraft, Offenheit für Neues	Erfahrung geistiger Welten, Religiosität, Erleuchtung, Verbindung Kosmos, Harmonie, Frieden
Angst vor Reflexion und Innenschau, Angst vor der eigenen Intuition, Angst vor Veränderung	Aberglaube, Hang zur schwarzen Magie, Desinteresse am Weltlichen, Gefühl der Bedeutungslosigkeit
iih —	*mmh, hiiiing* —
Dunkelblau, Indigo	Violett, Kristallweiß
Feuer bzw. mentale Ebene	Feuer/spirituelle Ebene
Kreis	Lotos
Hirnanhangdrüse (Hypophyse)	Zirbeldrüse (Epiphyse)

Die Bedeutung der Chakren

Die sieben Hauptchakren, ebenso wie die zahlreichen Nebenchakren, haben wesentliche Funktionen in unserem Leben. Sie ausgeglichen zu halten, ist daher entscheidend für unser Wohlbefinden und unsere Entwicklung. Zu viel Denken beispielsweise erhitzt den Neokortex. Sind Denken und Fühlen in Balance, wird die Stirn so empfunden, als wenn ein laues Sommerlüftchen am Strand die Schweißperlen angenehm kühlen würde. Scheitelchakra und Drittes Auge sind dann in Harmonie mit den unteren Chakren. In diesem Zustand erreichen uns die mentalen »Geschenke des Himmels«: die Eingebungen. Wir sind mit wirklichen Ideen und Empfindungen verbunden, die sich nun melden. Es ist ein Ahnen: »Hallo, da ist etwas«, ohne Wertungen oder Vergleiche des Egos.

Wenn wir mit unseren Ideen ins Außen treten und einen Dialog beginnen, verstärken wir den Tonus, unsere Stimmbänder spannen sich. Eine sehr hohe Form der Kommunikation sind der Klang und seine Laute. Die Stimmbänder brauchen ein ganz bestimmtes Spannungsfeld, auf dem die verschiedenartigsten Artikulationen und Frequenzen möglich werden. Wie wohltuend ist doch die Stimme eines ausgeglichenen Menschen, der nicht von Stress, Gier oder Angst getrieben ist. Seine Stimmbänder haben genau den richtigen Tonus.

Buddha lehrte: Ist die Saite zu wenig gespannt, klingt sie nicht, ist sie zu sehr gespannt, reißt sie. Es kann uns buchstäblich die Stimme zerreißen. Ist der Dialog energetisch zu schwach oder zu stark, fällt die Spannung in den Solarplexus in der Magengegend. »Auf den Magen« schlägt uns schon hin und wieder mal ein Dialog, oder er kriecht sogar nach rechts »über die Leber«. Auch das Zwerchfell kann sich so verhärten, dass nur noch in die Schultern geatmet wird und keine kraftvollen, gesunden Laute mehr möglich sind.

Ist das Halschakra offen, ist die Stimme anziehend und angenehm im Klang, organisch rhythmisiert durch den natürlichen Atem. Das Zwerchfell fühlt sich bei offenem Solarplexuschakra an wie ein Dom oder eine Kuppel. Es wirkt auf feinstofflicher Ebene wie ein Filter zwischen Herz- und Solarplexuschakra. Zwischen der in der Wirbelsäule auf- und absteigenden Lebenskraft und der Dur-Tonleiter unseres Tonsystems gibt es interessante Entsprechungen: Die sieben Hauptchakren entsprechen den Tönen. Der fehlende Halbton zwischen Mi und Fa, also zwischen dem Solarplexus- und dem Herzchakra, ist auf der feinstofflichen Ebene der bewusste Atem, der maßgeblich durch das Zwerchfell geschieht und bis tief in den Bauchraum (*hara*) wirkt (siehe Oktavengesetz Seite 107ff).

Ein offenes Nabel- oder Sakralchakra wiederum offenbart sich als weiche, warme Bauchgegend. Die Empfindung einer Schale oder eines Kelchs ist naheliegend in Verbindung mit dem Rezeptiven des Mutterschoßes. Natürlich hat auch der Mann dieses rezeptive Anima-Prinzip in dieser Körperregion. Durch die Verspannung dieses Raums, oft hervorgerufen durch negative Gefühle oder Denkmuster, entstehen die heute so häufigen Probleme mit Gebärmutter und Prostata. Die Hektik und Gier, vor allem in den Großstädten mit ihrer toten Umgebung und den unzähligen suggerierten (Schein-)Bedürfnissen, tragen zu diesen Verspannungen bei. Um eine Öffnung im Sakralchakra zu erfahren, ist eine harmonische Beziehung zur Natur eine wesentliche Bedingung. Und die lässt sich ganz einfach beginnen, beispielsweise indem Sie hingebungsvoll Ihre Pflanzen pflegen. Schon nach kurzer Zeit wird sich der Hara-Raum zu öffnen beginnen. Die Pflanzenwelt ist so lebendig wie wir Menschen, und auch wenn sie andere Funktionen erfüllt, sind wir aufs Engste mit ihr verbunden, wir besitzen dieselbe Ur-DNA. Was die Pflanze ausatmet, brauchen wir zum Leben, und was wir ausatmen, atmet die Pflanze ein. Wenn Ihre Pflanzen gedeihen, könnte es der nächste Schritt sein, etwas zu säen und von klein auf großzuziehen. Auch die bedingungslose Liebe zu einem Tier führt weiter in den Hara-Raum hinein, in ein Leben voller Wunder. Und wer weiß, eines Tages ist es dann sogar möglich, sich selbst und andere Menschen zu lieben, ohne Bedingungen zu stellen.

Die Nebenchakren (insbesondere die Gelenkchakren) sind oft direkter und schneller zu spüren als die Hauptchakren: Erinnern Sie sich an eine innige Umarmung, an Streicheleinheiten eines geliebten Menschen – und Sie wissen sofort, dass die Hände die Ausdehnung des Herzens sind. Und wo fühlen Sie in der Natur Ihre Erdung? Wohl kaum im Kopfbereich, sondern eher in den Füßen und Beinen. Probieren Sie doch einmal die folgende Übung.

Übung

Erdung

▶ Setzen Sie sich so, dass Sie die Sitzhöcker spüren, und begleiten Sie bewusst Ihren Atem in diese Region. Lenken Sie einen Teil des Bewusstseins auch auf den Kontaktpunkt der Füße und der Erde. Das erdet Sie und bringt Sie ganz ins Hier und Jetzt.

Dysfunktionen

Hinweise darauf, dass die sieben Hauptchakren nicht harmonisch zusammenwirken, weil sie eine Unter- oder Überfunktion aufweisen, gibt es eine Vielzahl, sowohl auf der physischen als auch auf der psychischen Ebene. Alle somatischen Krankheitsbilder – auch Unfälle – haben ihren Ursprung im Feinstofflichen. Ebenso findet Heilung auf der feinstofflichen Ebene statt, nämlich indem man eine Krankheit »durchmacht« und so daran wächst. Die kausale, lineare Kette von Ereignissen, die beispielsweise zu einer Ansteckung und einer darauffolgenden Erkältung oder Grippe führen soll, wurde uns von der Schulmedizin so sehr eingeimpft, dass wir tatsächlich fest daran glauben. Doch warum wird in der gleichen Umgebung der eine krank und der andere nicht? Wenn die Chakren in Harmonie sind, ist es nur in Ausnahmefällen möglich, krank zu werden, auch im Fall von Bakterien oder Viren. Intuitiv weiß das eigentlich jeder. Fühlen wir uns stark und unbeschwert (nicht überschwänglich), werden wir nicht krank. Auch wenn die ganze Umgebung hustet, gibt es keinen Grund, dass auch wir jemandem »etwas husten« müssen.

Brechen wir uns einen Knochen, ist die oberflächliche Ursache vielleicht eine Unachtsamkeit. Die wiederum hat aber sehr wohl einen Grund, der nicht ausschließlich kausal erklärbar ist, auch dann nicht, wenn wir von jemand anderem oder durch ein Naturereignis verletzt werden. Das physische Abwehrsystem lässt sich vor allem durch Lebenserfahrung, innere Entwicklung und Harmonie stärken, und nicht einfach mit Vitamintabletten. Es gibt unzählige buddhistische Mönche, die mit einer Schale Reis pro Tag ein hohes Alter in geistiger und körperlicher Gesundheit erreichen.

Mit den karmischen Verkettungen von Ereignissen ist es sehr viel schwieriger umzugehen. Nebulöses, für uns momentan nicht Verstehbares, fordert uns in unserer Fähigkeit, gelassener zu werden. Wir lernen, die Dinge zu ändern, die wir ändern können, und die anderen Dinge anzunehmen. Und wir lernen, wie schon große Geister sagten, das eine vom anderen zu unterscheiden.

Übung

Jährliche Chakra-Meditation

Wenn Sie mit dem Chanten beginnen oder schon einige Erfahrungen damit gesammelt haben, wollen Sie sicherlich auch wissen, welche Vorteile es Ihnen einbringt. Um sich Entwicklungsschritte bewusst zu machen, eignet sich eine Chakra-Meditation, die Sie in regelmäßigen Abständen, beispielsweise jährlich, durchführen können. Nehmen Sie sich dazu etwa eine Stunde Zeit für eine Standortbestimmung Ihrer Verfassung, Ihres Seinszustands, und notieren Sie Ihre Eingebungen zu jeder Chakra-Ebene. Sie könnten auch einfach nur »positiv« oder »negativ« oder »gleichgeblieben« schreiben.

- Gehen Sie in die Natur oder ziehen Sie sich in einen Raum zurück, wo Sie für eine Stunde ungestört meditieren können.

- Begleiten Sie Ihren Atem einige Minuten lang, indem Sie den Kanal der Wirbelsäule visualisieren: beim Einatmen vom Scheitel hinunter zum Steißbein, vom Himmel zur Erde, und beim Ausatmen vom Steißbein hinauf zum Scheitel, von der Erde zum Himmel.

- Sammeln Sie sich im *Wurzelchakra.* Stellen Sie sich folgende Fragen: Wie steht es um mein Selbstvertrauen, mein

Selbstwertgefühl und Sicherheitsgefühl? Fühle ich mich geerdet? Wie sind meine Beziehungen, wie steht es um meine Familie? Wie wohne ich? Wie steht es um Geld und Erfolg? Es geht in diesem Bereich um Energieaufnahme und im Weiteren um das Handeln.

- Sammlung im *Nabelchakra.* Stellen Sie sich hier folgende Fragen: Wie ist mein Körpergefühl, meine Vitalität, meine Sexualität (auch Scham- und Schuldgefühle haben hier ihren Sitz)? Bin ich kreativ, spielerisch? Wie steht es mit Frustration, Verhaftung? Wie gut kann ich Vergangenes loslassen? Auch Fragen über Gewalt in jeder Form sich selbst und anderen gegenüber sind hier Thema.

- Sammlung im *Solarplexuschakra.* Stellen Sie sich folgende Fragen: Wie gehe ich mit meiner Emotionalität im Außen und in der Innenwelt um? Falle ich oft in den Strudel der Emotionen oder kann ich in meiner Mitte verweilen? Wie fühlen sich Zwerchfell und Solarplexus (Magengrube) an, entspannt oder verspannt? Angstthemen sind auch hier anzusiedeln.

- Sammlung im *Herzchakra.* Stellen Sie sich folgende Fragen: Wie steht es mit der Balance erhebender und erdrückender Emotionen, freudiger und düsterer Alltagssituationen? Bin ich warmherzig, empfinde ich Mitgefühl mit anderen Menschen? Gibt es spirituelle Werte, die sich verändert haben?

- Sammlung im *Halschakra.* Stellen Sie sich folgende Fragen: Wie kommuniziere ich, wie drücke ich mich in der Gegenwart anderer aus? Betrachten Sie hier zudem Ihre Familie oder auch Ihre Mitarbeiter. Auch die Qualitäten von Raum und Zeit gehören hierhin.

- Sammlung im *Stirnchakra.* Stellen Sie sich folgende Fragen: Ist mein Leben und Denken in Harmonie oder führe ich negative innere Dialoge mit mir selbst? Kritisiere ich innerlich das Sein und Verhalten meiner Mitmenschen? Versuche ich mein Leben zu kontrollieren und zu beherrschen oder drifte ich möglicherweise zu weit auf die andere Seite des Pendelausschlages in Träume und übersinnliche Wahrnehmungen ab? Hat sich meine Wahrnehmung verändert oder habe ich Transformationserfahrungen festgestellt?

- Sammlung im *Scheitelchakra.* Stellen Sie sich folgende Fragen: Erfahre ich auch im Alltag so etwas wie Frieden und Harmonie oder muss ich dafür einer speziellen Beschäftigung nachgehen, um in diesen Modus zu kommen (Yoga, Meditation oder Ähnliches)? Habe ich spirituelle Erlebnisse in Traum oder Meditation?

Unterstützen Sie diese Meditation durch das Chanten in die einzelnen Chakren. Sie können eine heilsame Wirkung erzielen, wenn Sie durch längeres Chanten bestimmte Chakren mehr in Vibration versetzen als andere. Zudem können Sie sich Affirmationen, also positive Suggestionen oder Leitsätze, aus den Erkenntnissen kreieren. Sie können auch ein und dasselbe Chakra mit verschiedenen Tönen und Vokal-Konsonant-Klängen besingen. Chanting hat immer einen harmonisierenden Effekt. Es ist eine Selbstkatharsis, solange Sie es locker und ohne Anstrengung betreiben. Es geht dabei nie darum, etwas durch Konzentration und Anstrengung zu erreichen, sondern darum, einfach zu sein, ins Sein zu kommen. Gehen Sie es also gelassen an.

Scale-Chanting

Kommen wir nun zur ersten Form des Chantings, welche für mich im Laufe der Jahre immer wichtiger geworden ist. Scale-Chanting (»Tonleiter-Chanting«) ist sehr einfach und ausgesprochen wirkungsvoll. Es vitalisiert, harmonisiert und führt zu einer ganzheitlichen Wahrnehmung aller Sphären und Energieebenen, die entscheidend für die individuelle Entwicklung und Belebung sind.

Übung

Scale-Chanting

Nutzen Sie dazu die Audioaufnahmen Tracks 1 bis 7 (zum Download auf **www.dominiquestarck.ch**).

- Setzen Sie sich aufrecht hin und lenken Sie Ihre Aufmerksamkeit auf Ihren Atem. Wenn die Musik der Audioaufnahmen erklingt, chanten Sie mit dem Basston, je nach Stimmlage auch eine Oktave höher. Atmen Sie durch die jeweilige Chakra-Öffnung ein hin zum entsprechenden Wirbelsäulenpunkt. Während des Ausatmens begleiten Sie die Energie von der Wirbelsäule aus mit dem entsprechenden Vokal wieder zur Öffnung hin. So platzieren Sie Ihren Atem. Atmen Sie an einem Punkt wieder ein, der ganz natürlich entsteht, und beginnen Sie von Neuem zu chanten.

- Das Chanting ist keine Kraftübung. Tritt auch nur eine leichte Ermüdung ein, platzieren Sie den Atem und die Aufmerksamkeit ohne Stimme (eventuell die Vokale hauchend oder nur gedanklich) in das entsprechende Chakra.

Jeder Mensch hat seinen ganz eigenen Atemrhythmus und eine individuelle Beschaffenheit des Atems. Der Erdenton G als Do hat erfahrungsgemäß eine gute Resonanz, aber individuell ist jede Frequenz möglich, auch die vorgeschlagenen Vokale können individuell angepasst werden. Hier nun die Übersicht über die Vokale, Töne und Chakren (Notenmaterial finden Sie im Anhang).

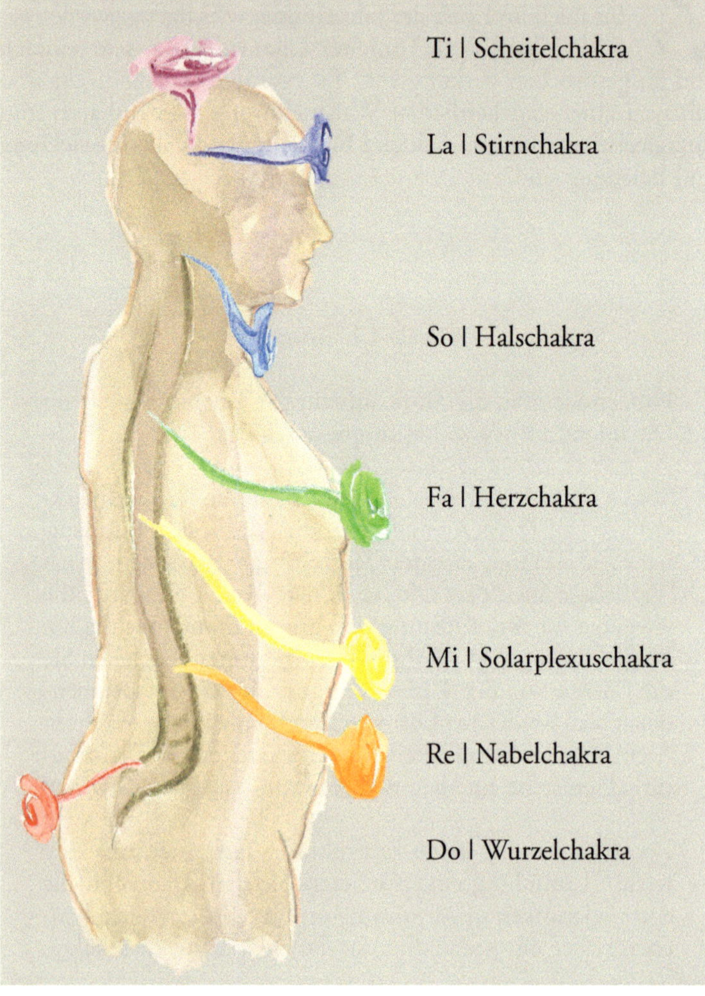

- **Do** der Tonleiter-Oktave wird mit ***uuuh*** in Schwingung gebracht. Die Aufmerksamkeit und der Atem strömen in den Bereich des Kreuzbeins; die Öffnung des Chakras liegt hinten am Körper.

- **Re** schwingt mit ***òòòh*** (geschlossen wie in »Mond«) im Bereich der mittleren Lendenwirbel. Seine Öffnung ist vorn am Körper, gerade unter dem Nabel.

- **Mi** vibriert mit ***óóóh*** (offen wie in »Sonne«) oder mit ***äääh*** im Bereich der mittleren Brustwirbel. Die Öffnung liegt vorn, eine Handbreit über dem Nabel.

- **Fa** resoniert mit einem offenen ***aaah*** in der Gegend der oberen Brustwirbel (zwischen den Schulterblättern) und hat seine Öffnung vorn im Bereich des spirituellen Herzens (Brustmitte).

- **So** ist empfänglich für ein ***eeeh/äääh*** im Bereich der oberen Halswirbel und öffnet sich vorn in der Gegend des Kehlkopfes.

- **La** antwortet in der Mitte des Kopfes (*corpus pineale*) auf ein ***iiih,*** das erzeugt wird, während der mittlere Teil der Zunge am Gaumen liegt. Es öffnet sich vorn im Bereich des Dritten Auges zwischen den Augenbrauen.

- **Ti** beginnt im Bereich des Scheitels zu vibrieren (über der Kopfhaut im Ätherkörper), indem man bei geschlossenem Mund auf ***mmmh*** oder ***nnng*** chantet. Die Öffnung des Energiezentrums ist oben.

𝄞

Balance- und Spiral-Chanting

Neben dem Singen der aufsteigenden Tonleiter in Verbindung mit den Chakren (Scale-Chanting) können auch andere Energiebahnen zwischen den Chakren genutzt werden, die ganz andersartige Erfahrungen zulassen.

Balance-Chanting

Das Balance-Chanting bildet eine Art aufsteigende Treppe durch den Sprung vom Herzen in die Wurzel und dann in den Hals, in den Bauch und so weiter. Musikalisch gesehen ist es zuerst die Quarte hinunter, dann die Quinte hinauf. Diese beiden wichtigen Intervalle sind neben der Oktave die ersten Tongebilde, die sich natürlich bilden (Obertonleiter). Die Übung ist vergleichbar mit der Arbeit des Klavierstimmers – auch er stimmt das Instrument in Quinten und Quarten. Im Chanting hat diese Form eine ausgesprochen harmonisierende Wirkung auf die Chakren untereinander, eine schnell einsetzende Entspannung ist die Folge.

Übung

Balance-Chanting

Nutzen Sie dazu die Audioaufnahme Track 8 (zum Download auf **www.dominiquestarck.ch**).

▶ Fa–Do So–Re La–Mi Ti und von vorn. Um diese Meditation zu praktizieren, sitzen, stehen oder gehen Sie und chanten zur Audioaufnahme, indem Sie wie beim Scale-Chanting den Atem in den entsprechenden Chakren platzieren. Der kurzen Phase des Einatmens durch die Öffnung hin zur Wirbelsäule folgt das Chanten beim Ausatmen zur Öffnung hinaus. Auf der Aufnahme hören Sie pro Ebene sehr deutlich acht Pulse. Die beste Anwendung besteht darin, Puls eins bis sieben zu chanten, Puls acht einzuatmen und zur nächsten Ebene zu wechseln. Oder Sie warten den Tonhöhenwechsel ab, um sogleich auf Puls eins einzuatmen und von zwei bis acht auszuatmen.

- Herzchakra–Wurzelchakra (Fa–Do)
- Halschakra–Nabelchakra (So–Re)
- Kopf–Solarplexuschakra (La–Mi)
- Im Scheitel (Ti) sollten Sie aus allen Richtungen einatmen und in alle Richtungen sieben Pulse chanten.

Noten hierzu finden Sie wieder im Anhang.

Spiral-Chanting

Für das Spiral-Chanting möchte ich den von mir geschaffenen Begriff »Seelenverbindungspunkt« einführen, der bei dieser Form des Chantings eine wichtige Funktion hat. Bei Schamanen und Heilern habe ich übereinstimmende Ergänzungen zu den sieben Hauptchakren erlernt, die in die geistige Ebene reichen, aber – zumindest von mir – nicht ausreichend erklärt werden können. Doch erspürt werden können sie von jedem von uns.

Der Seelenverbindungspunkt ist der achte Punkt, nach den sieben Chakren. Wir finden ihn über dem Kopf, wenn wir die Hand nach oben ausstrecken. So hat er etwas mit unserer individuellen kosmischen Empfänglichkeit zu tun. Er wird durch die Farbe Schwarz symbolisiert, die auch für die Leere und die weibliche Empfänglichkeit steht. Während es im Scheitelchakra um das Empfangen des individuellen Lebensplanes geht, hat der Seelenverbindungspunkt die Funktion des Abgleichens eben dieses Lebensplanes – hier findet eine erste feine Polarisierung des Lichts statt, das in weißes und schwarzes Licht geteilt wird, ein Vorgang, wie ihn die Quantenphysik für andere Bereiche beobachtet und bewiesen hat.

Spiral-Chanting widerspiegelt nun ein universelles Gesetz der spiralförmigen Entwicklung, wie sie auch im Mikro- und Makrokosmos beobachtbar ist. »Wie oben, so unten«, heißt eine alte Weisheit. So gibt es im Chanting eine spiralförmige Korrespondenz der Chakren. Die Energiequalitäten der einzelnen Chakren korrespondieren dabei wie folgt: Die erste Spirale – beginnend im Wurzelchakra – entsteht durch den Weg über den Seelenverbindungspunkt, dann den Nabel, den Scheitel, den Solarplexus, die Stirn und das Herz zum Hals und dann genau in der umgekehrten Reihenfolge zurück: Herz und Stirn, Solarplexus und Scheitel, Nabel und Seelenverbindungspunkt. Die zweite Spirale – beginnend im Seelenverbindungspunkt – entsteht durch den Weg über Wurzelchakra, Scheitel, Nabel, Stirn, Solarplexus, Hals zum Herz und genau in der umgekehrten Reihenfolge zurück: Hals, Solarplexus, Stirn, Nabel, Scheitel, Wurzel. Diese komplexe Form des Chantings lässt sich am besten mit einem Tasteninstrument oder mithilfe den herunterladbaren Audioaufnahmen einüben.

Übung

Spiral-Chanting

Nutzen Sie dazu die Audioaufnahme Track 9 (zum Download auf **www.dominiquestarck.ch**).

Die spiralförmigen Schwingungskorrespondenzen sind in ihrer Übertragung auf das Tonsystem nur für geübte Sängerinnen und Sänger ohne Hilfe zu chanten. Mit den

Audioaufnahmen können Sie sich jedoch in Ruhe an die interessante, ja mystische Melodie annähern.

- Singen Sie als Erstes die Melodie mit, als wenn Sie ein Lied lernen würden. Durch die Repetition prägen sich die Sprünge erst einmal ein. Nach einer Zeit chanten Sie die Vokale der entsprechenden Chakren mit, wie Sie sie im Scale-Chanting gelernt haben.

- Die dritte Stufe ist die bewusste Lenkung des Atems: Sobald Sie den Tonwechsel hören, atmen Sie kurz durch die Öffnung des Chakras zur Wirbelsäule hin ein und chanten durch den Kanal von der Wirbelsäule in die Öffnung hinaus. Am Anfang kann die Phase des Einatmens durchaus zwei oder sogar drei Pulse dauern und das Chanten selbst ist entsprechend kürzer.

- Nach einiger Zeit des Übens und Erlebens können Sie sich an die vierte Stufe des Spiral-Chantings wagen: Puls acht wird sowohl für den Atem benutzt wie auch für den Wechsel des Bewusstseins in das nächste Chakra. Auf dem nächsten Puls eins wird bereits auf dem neuen Chakra-Ton gechantet.

- Die erste und zweite Spirale:
  Do–Do' (hoch), Re–Ti, Mi–LA, Fa–So,
  Fa–La, Mi–Ti, Re– Do'

- Die dritte und vierte Spirale:
  Do'–Do, Ti–Re, La–Mi, So–Fa,
  So–Mi, La–Re, Ti–Do

Auf der Audioaufnahme sind die Spiralen eins bis vier ohne Unterbrechung verbunden und werden einige Minuten lang wiederholt. Benutzen Sie die nachfolgende Grafik als Partitur, während Sie üben.

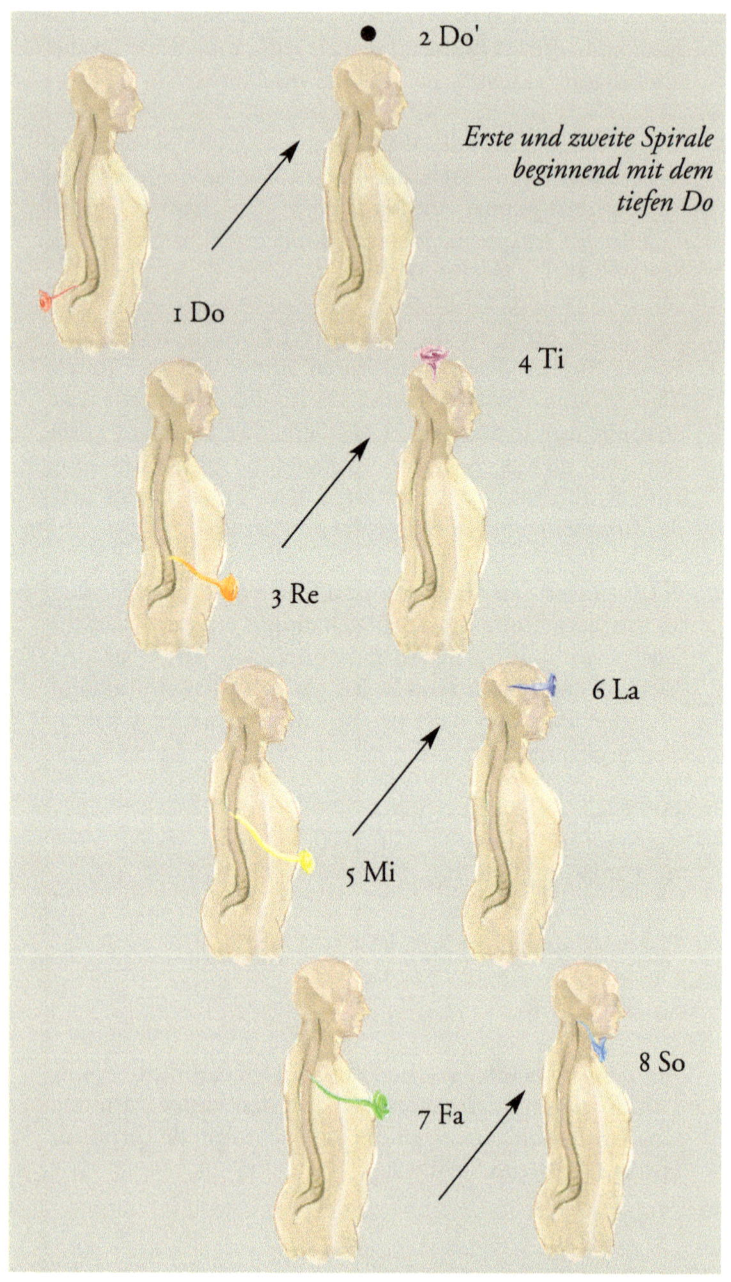
2 Do'
Erste und zweite Spirale
beginnend mit dem
tiefen Do
1 Do
4 Ti
3 Re
6 La
5 Mi
8 So
7 Fa

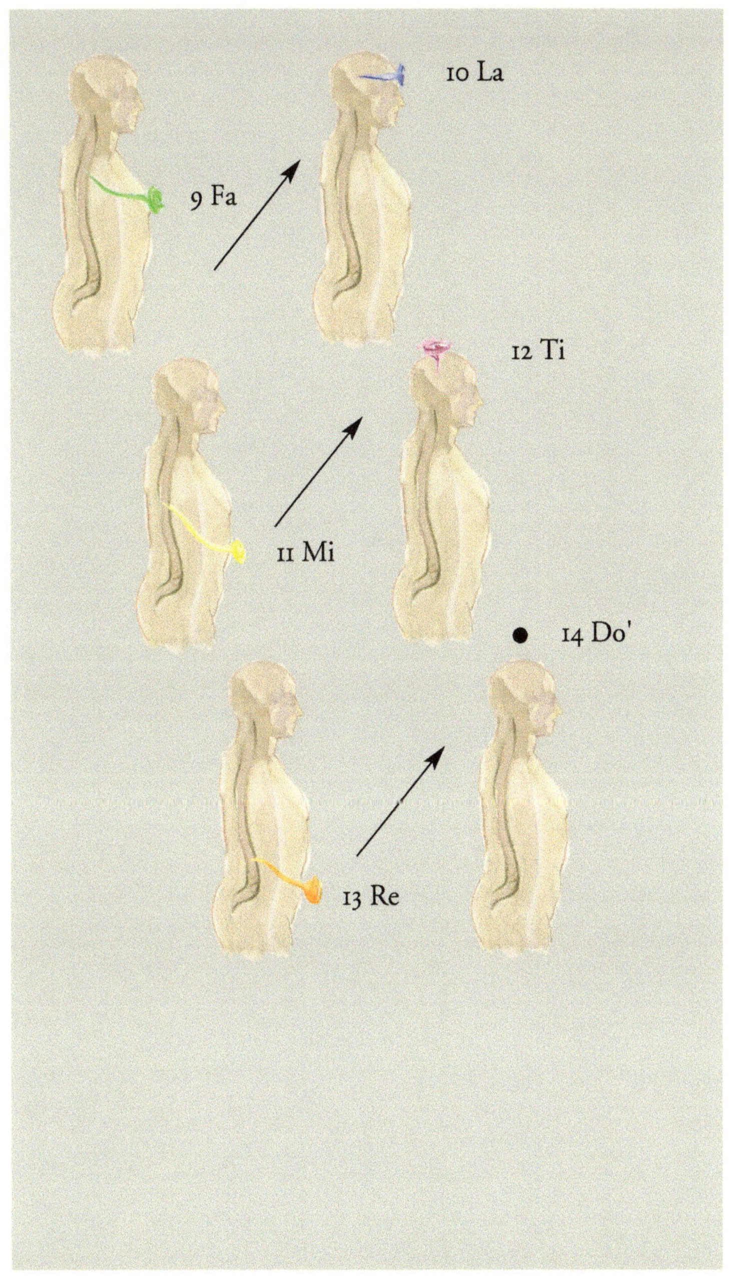
10 La
9 Fa
12 Ti
11 Mi
14 Do'
13 Re

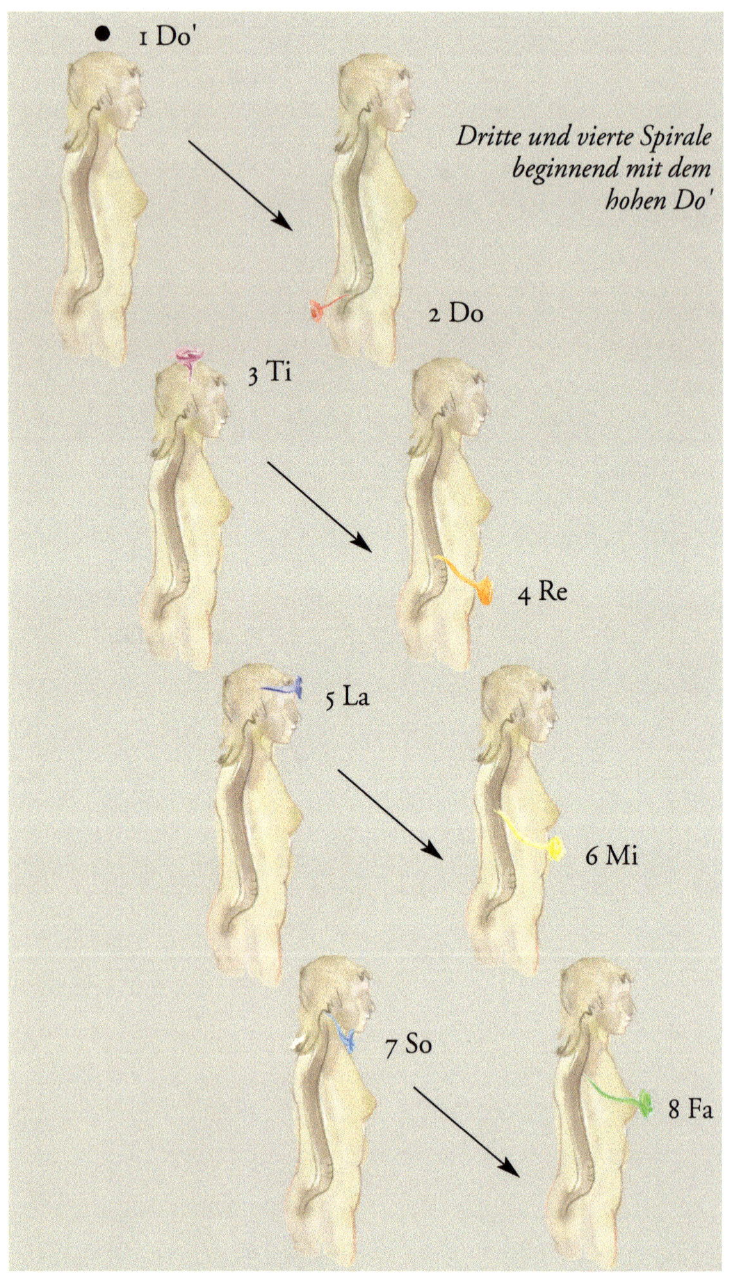
1 Do'
Dritte und vierte Spirale beginnend mit dem hohen Do'
2 Do
3 Ti
4 Re
5 La
6 Mi
7 So
8 Fa

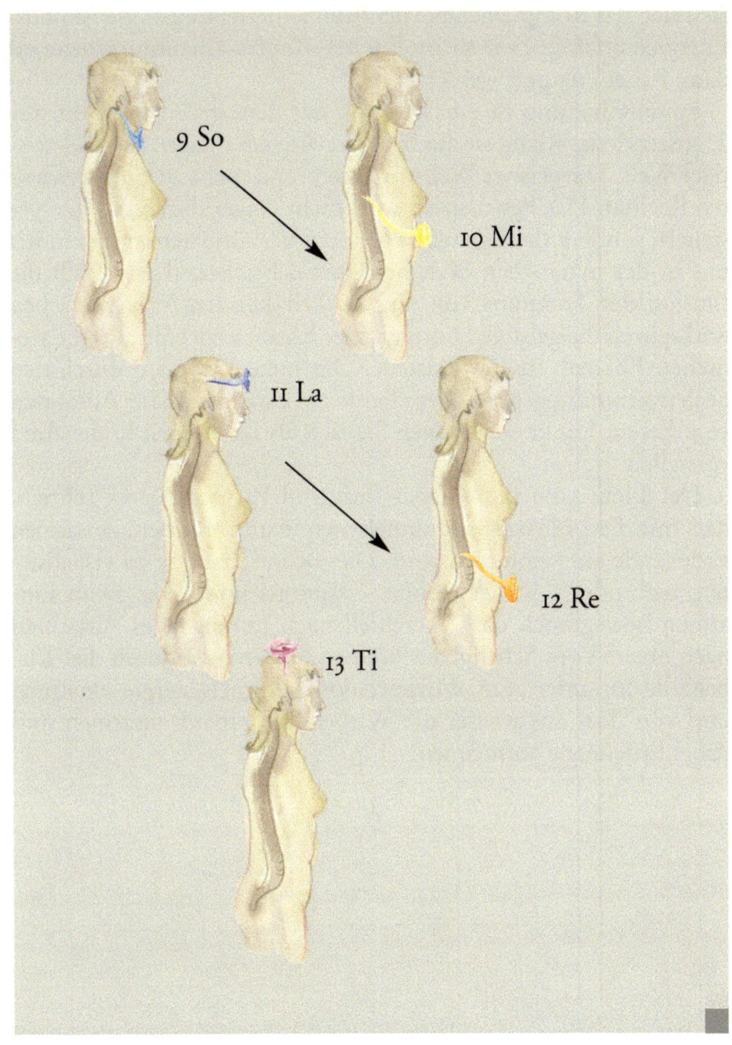

Diese Art des Tönens lässt uns tief in die Schöpfung hineinspüren und kann einen Zustand des All-Eins-Seins und der Geborgenheit in der Unendlichkeit des Seins bewirken. Durch Spiral-Chanting werden Wahrnehmung und Bewusstsein weiter verfeinert. Wer schon über längere Zeit geübt hat, kann zusätzlich mit Zuordnungen in weibliche und männliche Drehrichtungen chanten. Dabei lässt sich das Komplementäre der Anima- beziehungsweise Animus-Energien erfahren, wie sie im Kapitel »Tantra-Chanting« (Seite 53) dann näher erläutert werden.

Spiral-Chanting ist ein Weg von der materiellen Welt hin zur Transzendenz. Klang ist die Brücke zwischen materieller und geistiger Welt. Die geistige Welt wird mehr und mehr zu einer bewussten Realität. Das Bewusstsein wird nicht länger durch das Ego gesteuert, sondern das Ego wird zu einem Verbündeten, mit dem wir uns in der materiellen Welt behaupten. Nach und nach fällt die Illusion der Trennung von uns ab. Wir können intuitiver leben und spüren die geistige Führung. Der Kosmos enthüllt uns die seelischen Ebenen unserer Existenz. Das hohe Do' wird durch den Seelenverbindungspunkt repräsentiert. Das imaginäre Ausatmen von diesem Punkt aus können Sie sich als Lichtregen in der Aura vorstellen.

Der Picuris-Puebloindianer Beautiful Painted Arrow schrieb, dass mit dem Einatmen Himmelsenergie und mit dem Ausatmen Erdenergie aufgenommen wird. Dies beim Chanting zu visualisieren, verbindet – wie er meinte – Himmel und Erde. Beim Einatmen bewegt sich das Zwerchfell nach unten, beim Ausatmen nach oben. Vom Scheitel aus können Sie bewusst durch die Wirbelsäule hinunter zum Wurzelchakra Himmelsenergie einatmen und von dort aus wieder die Wirbelsäule hinauf ausatmen und dabei Erdenergie aufnehmen.

Whistle-Chanting

Innere Unruhe, Verspannungen und Ängste können durch Chanting gelöst oder zumindest stark gelindert werden. Whistle-Chanting bringt Kopf und Rumpf wie keine andere Chanting-Form in starke Schwingung. Einige Minuten genügen, um Entspannung und Öffnung zurückzugewinnen. Ideale Anwendungsgebiete sind daher auch Prüfungsangst, Lampenfieber, Sprechängste, Phobien oder die genannte allgemeine innere Unruhe und Nervosität. Anfänglich ist Whistle-Chanting relativ unspezifisch, etwa vergleichbar mit den Rescue-Tropfen der Bachblüten.

Whistle-Chanting braucht einige Übung, denn gleichzeitig mit dem Chanten wird auch gepfiffen (*whistle*). Diese Chanting-Form kann man sich als Kaleidoskop vorstellen. Die farbigen Muster repräsentieren die psychischen oder physischen Fixierungen und Blockierungen, die durch die Vibrationen der Stimmbänder verändert werden können. Leben ist Veränderung, Stagnation ist Tod. Die Kombination des Whistle-Chantings mit positiven Affirmationen kann die Wirkung vertiefen und durchaus eine bleibende Veränderung herbeiführen. Eine positive Affirmation wäre beispielsweise »Freude« oder auch »Selbstvertrauen«.

Übung

Whistle-Chanting

- Tönen Sie zuerst auf einer mittleren Tonlage ***öööh*** und ***üüüh*** im Wechsel. Dann spitzen Sie die Lippen und pfeifen gleichzeitig. Um Whistle-Chanting zu erlernen, empfiehlt es sich, sich die Lippen-Zungen-Stellungen der beiden Lautbildungen bildlich und empfindungsmäßig einzuprägen und eventuell zu Beginn im schnellen Wechsel hintereinander zu üben. Der gechantete Ton kann, muss aber nicht, mit dem Pfeifton übereinstimmen.

Mit etwas Übung werden ein tiefes Chanting und ein hoher Pfeifton entstehen, was ein erweitertes Frequenzspektrum zur Folge hat – es werden mehr Ebenen in Schwingung versetzt. Es erklingen Pfeifton und Chanting-Ton im Abstand von einer Oktave. Letztlich können Sie das frei in allen Tonhöhen praktizieren. In der fortgeschrittenen Technik beginnen ganz natürlich, auch Obertöne zu erklingen, die das Spektrum weiter erhöhen (siehe dazu Seite 131ff).

Tantra-Chanting

Tantra in seiner ursprünglichen Form ist der vollkommene Yoga-Weg der Vereinigung. Beim Tantra-Chanting geht es darum, die komplementären, sich ergänzenden männlichen und weiblichen Energien für den gemeinsamen Aufbau feinstofflicher Energien zu nutzen. Speziell in dieser Form des Chantings wird es möglich, die sexuelle Energie durch einen zwischen zwei Partnern komplementär wirkenden Energiewirbel in feinere Ebenen zu transformieren.

Sie üben also idealerweise mit einem gegengeschlechtlichen Partner. Bei homo- oder transsexuellen Partnern müssen eventuell die Funktionen berücksichtigt werden, die jeder innerhalb der Partnerschaft einnimmt. Inwieweit diese Funktionen dann auch auf der Ebene der Chakren wirken, muss erspürt werden.

Wichtigste Voraussetzung für Tantra-Chanting ist, dass Sie sich gegenseitig und miteinander entspannen können. Eine liebevolle Massage zwischen Lebenspartnern ist eine ideale Vorbereitung, um Tantra-Chanting zu praktizieren. Natürlich kann man mit verschiedenen Partnern und Geschlechtern üben, aber wenn anfangs nicht eine Art Schlüsselerlebnis da ist, fehlt die Möglichkeit der Unterscheidung, mit wem sich die Energiespiralen öffnen und mit wem gemeinsame Energiespiralen entstehen.

Die Chakren sind wegen ihrer Mehrdimensionalität für uns schwer vorstellbar. Die indische Beschreibung eines Rades ist verwirrend, da Chakren vielmehr aus feinstofflichen lamellenartigen Energiefeldern bestehen, die sich in verschiedene Richtungen drehen. Alle Chakren besitzen eine Hauptdrehrichtung, die bei Mann und Frau unterschiedlich ist. Wenn sich beide nun gegenübersitzen, kann daher eine gleichdrehende Spirale zwischen den entsprechenden zwei Chakren entstehen.

Übung

Tantra-Chanting

▶ Setzen oder stellen Sie sich einander nahe gegenüber und gehen Sie wie beim Scale-Chanting (Seite 39 ff) vor. Während des Tönens lenken Sie Ihre Aufmerksamkeit nicht nur in das eigene Chakra, sondern auch in den Chakra-Bereich des Gegenübers und beobachten den Energiestrom, der zwischen den beiden feinstofflichen Körpern entsteht. Achten Sie immer wieder darauf, dass Sie die Erde gut spüren, indem Sie das Bewusstsein auf die Füße lenken und in das Wurzelchakra atmen. ■

Im Folgenden finden Sie eine Übersicht über die Drehrichtungen der einzelnen Chakren. Wird die Hauptdrehrichtung in der Meditation anders erfahren, deutet das auf die komplementären Energien zwischen Anima und Animus hin. Kompensatorische Aktivitäten und Haltungen im Leben oder einer Lebensphase können auch einen Einfluss auf die Drehrichtung haben.

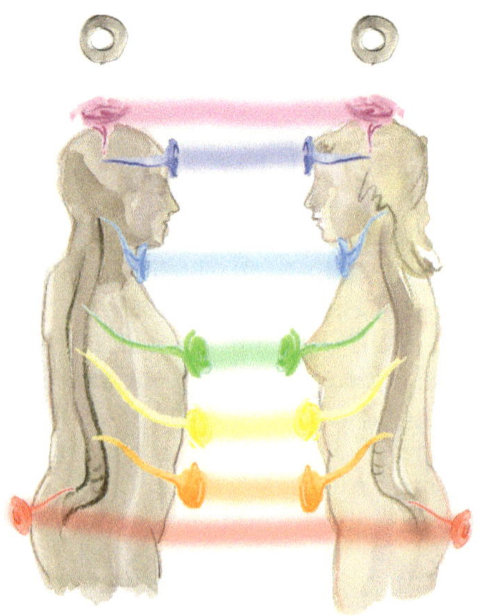

Allgemeine Drehrichtung

beim Mann		bei der Frau
in sich in beiden ↻ Richtungen über ↺ dem Kopf	Scheitelchakra	↻ in sich in beiden ↺ Richtungen über dem Kopf
Uhrzeigersinn ↻	Stirnchakra	↺ Gegenuhrzeigersinn
Gegenuhrzeigersinn ↺	Halschakra	↻ Uhrzeigersinn
Uhrzeigersinn ↻	Herzchakra	↺ Gegenuhrzeigersinn
Gegenuhrzeigersinn ↺	Solarplexuschakra	↻ Uhrzeigersinn
Uhrzeigersinn ↻ (links hinauf)	Nabelchakra	↺ Gegenuhrzeigersinn (rechts hinauf)
Gegenuhrzeigersinn ↺ (rechts hinauf)	Wurzelchakra	↻ Uhrzeigersinn (links hinauf)

𝄞

Inspiration I: Native American Chants

Einmal eingeübt, eignet sich dieser Chant vor allem auch für den Tanz, den vierten Pfeiler des Chantings. Atem, Stimme, Visualisation und Bewegung sind die bewusst einbezogenen Ebenen bei den Native Chants, wie ich sie bei nordamerikanischen Indianern kennengelernt habe. Vor allem im Kreistanz kann dieser Gesang ein tiefgreifendes Erlebnis sein. Ich chante und tanze diese Formen oft in der Natur; sie eröffnen mir Sphären der Verbundenheit zu den Elementen, dem Mineralreich, dem Pflanzenreich, dem Tierreich und dem Menschenreich.

Übung

Native Chant I

Nutzen Sie dazu die Audioaufnahmen Tracks 10 bis 13 (zum Download auf **www.dominiquestarck.ch**).

▶ Am besten hören Sie sich Track 10 zuerst einmal an, um einen Höreindruck von der Melodie und dem Rhythmus zu bekommen. Dann können Sie mitchanten. Ähnlich dem Balance-Chanting sind auch diese vier Native Chants (Tracks 10 bis 13) eine Sequenz von vier Stufen beginnend mit dem Nabel, also Re. Während des Chantens legen Sie jeweils eine Hand über die Öffnungen der besungenen Chakren. Bei jedem Stück ist der Anfangston ein Ton höher als im vorangegangenen Stück. Die Vokale sind so angelegt, dass sie innerhalb der Sequenz gut und leicht singbar sind – sie haben also nur einen relativen Bezug zueinander, anders als in den vorangegangenen Chanting-Formen.

Jeder Puls entspricht einem Tanzschritt, die Achtelbewegung auf Puls zwei kann mit einem leichten Wippen erspürt werden. Im vierten Teil steigt das Bewusstsein für jeweils einen Puls in die Mitte der Brust, zum Solarplexus, zum Schambein und zuletzt in die Nabelgegend. Im letzten Puls wird erneut eingeatmet.

Audioaufnahme Track 10
Im Nabelbereich beginnend:

Puls	Puls, 1/8-Bewegung	Puls	Puls
Re ***hooh***	Re–Re ***hooh–hooh***	Mi ***heeh***	Do ***huuh***
Re ***hooh***	Re–Re ***hooh–hooh***	Mi ***heeh***	Do ***huuh***
Re ***hooh***	Re–Re ***hooh–hooh***	Mi ***heeh***	Do ***huuh***
Fa ***haah***	Mi–Do ***heeh–huuh***	Re ***hooh***	— —

Audioaufnahme Track 11
Im Solarplexus beginnend:

Puls	Puls, 1/8-Bewegung	Puls	Puls
Mi ***heeh***	Mi–Mi ***heeh–heeh***	Fa ***haah***	Re ***hooh***
Mi ***heeh***	Mi–Mi ***heeh–heeh***	Fa ***haah***	Re ***hooh***
Mi ***heeh***	Mi–Mi ***heeh–heeh***	Fa ***haah***	Re ***hooh***
So ***hiih***	Fa–Re ***haah–hooh***	Mi ***heeh***	— —

Audioaufnahme Track 12
Im Herz beginnend:

Puls	Puls, 1/8-Bewegung	Puls	Puls
Fa ***haah***	Fa–Fa ***haah–haah***	So ***heeh***	Mi ***hooh***
Fa ***haah***	Fa–Fa ***haah–haah***	So ***heeh***	Mi ***hooh***
Fa ***haah***	Fa–Fa ***haah–haah***	So ***heeh***	Mi ***hooh***
La ***hiih***	So–Mi ***heeh–hooh***	Fa ***haah***	— —

Audioaufnahme Track 13
Im Hals beginnend:

Puls	Puls, 1/8-Bewegung	Puls	Puls
So ***heeh***	So–So ***heeh–heeh***	La ***hiih***	Fa ***haah***
So ***heeh***	So–So ***heeh–heeh***	La ***hiih***	Fa ***haah***
So ***heeh***	So–So ***heeh–heeh***	La ***hiih***	Fa ***haah***
Ti ***hing***	La–Fa ***hiih–haah***	So ***heeh***	— —

𝄞

Inspiration II: Native Indian Chants

Dieser Native Chant II ist der Inbegriff indianischen Chantings, wie wir es in alten Western zu sehen bekommen. *Das **hej–ja haj–ja*** ist eine innere Bewegung vom Hals in den Scheitel, zum Herzen und wiederum in den Kopfbereich und zurück zum Herzen, das ***ho–a ha*** eine Bewegung vom Herzen in den Bauchbereich und zurück ins Herz. Dieser Chant verbindet Denken, Fühlen und Handeln. Ein solcher Chant-Tanz konnte und kann sowohl ein Ritual der Freude als auch des Kampfes sein.

Übung

Hej–ja haj–ja ho–a ha

Nutzen Sie dazu die Audioaufnahmen Tracks 14 und 15 (zum Download auf **www.dominiquestarck.ch**).

- Chanten Sie mit ***hej*** mit Schwung in den Kopfbereich und fallen Sie dann sogleich mit ***ja*** in den Herzbereich, um von hier erneut mit ***haj–ja*** in den Kopfbereich und zurück und dann mit ***ho–a*** weiter ins Solarplexuschakra und zurück ins Herz zu chanten. Mit einem letzten ***ha*** bestärken Sie die Aufmerksamkeit im Herzen. Dieser Chant kann einige Minuten, aber auch längere Zeit praktiziert werden.

- Auf den Audioaufnahmen hören Sie ein Arrangement für eine Gruppe. Während ein Teil der Gruppe (wie oben) das ***hej–ja haj–ja ho–a ha*** ausgehend von einem Fa chantet, kann eine zweite Gruppe pro Puls ein ***hu*** mit dem Do im Wurzelchakra chanten (Track 14) und alternativ ein ***ho*** im

Nabelchakra auf Re (Track 15). Das ***hu*** entspricht dem männlichen Charakter im Ritual, das ***ho*** dem weiblichen.

Puls	Puls	Puls	Puls
hej–ja	*haj–ja*	*ho–a*	*ha* einatmen
hej–ja	*haj–ja*	*ho–a*	*ha* einatmen
hej–ja	*haj–ja*	*ho–a*	*ha* einatmen
hej–ja	*haj–ja*	*ho–a*	*ha* einatmen

▶ *Audioaufnahme Track 14*
Wurzelbereich (Animus):

hu	*hu*	*hu*	*hu*

▶ *Audioaufnahme Track 15*
Nabelbereich (Anima):

ho	*ho*	*ho*	*ho*

Das individuelle Chanting

Der Einstieg in ein individuelles Chanting geschieht am besten über den tiefsten Ton, den die Stimmbänder locker erzeugen können. Dieser Ton kann als Referenz für das Wurzelchakra angesehen werden, er kann sich täglich ändern je nach Körpertonus. Frühmorgens ist dieser Ton normalerweise tiefer als während des Tages, wenn meist auch unser Tonus steigt.

Es gibt aber auch Frequenzen, zu denen man zu bestimmten Zeiten eine ausgeprägte Affinität hat und die man vielleicht auch einem Chakra zuordnen kann. Diese Eigenfrequenzen oder Auravibrationen finden Sie durch eine meditative, aktiv empfängliche Haltung heraus. Eine bestimmte Frequenz kann Begleiter für eine kurze, aber auch längere Lebensphase sein.

Der Klang im Trance-Rhythmus der Schamanen

Wie in den Anleitungen zu den verschiedenen Chanting-Praktiken beschrieben, lenken Sie auch in diesen Übungen das Bewusstsein mit dem Ein- und Ausatmen durch die Öffnung des jeweiligen Chakras hin zur Wirbelsäule. In diesen Bewegungen kann der Klang mit den verschiedenen Konsonanten weiter gerichtet werden. Nicht jede Kombination von Vokalen und Konsonanten fühlt sich harmonisch an. Das hängt einerseits von der Muttersprache und dem individuellen Sprachgebrauch und andererseits von der Konstitution unserer Chakren und allgemein unserer feinstofflichen Köper ab.

Übung

Eine Vorübung

▶ Teilen Sie den Puls in eine Chanting-Phase und eine Einatmungsphase, indem Sie sich mit dem Chanten eines ***huuh*** vorbeugen (einen halben Puls) und mit dem Einatmen wieder in die Senkrechte zurückgehen (eine halbe Sekunde). Sie können das sitzend oder stehend probieren. Bitte üben Sie das aber nicht zu lange. Der Puls kann individuell zwischen einer und zwei Sekunden dauern.

Übung

Der gerichtete Klang des Trance-Rhythmus der Schamanen

▶ Bei dem häufigsten rund um den Erdball anzutreffenden Schamanenrhythmus dauert die eigentliche Chanting-Phase wie oben auch einen halben Puls, aber die zweite Hälfte wird nochmals in vier Teile unterteilt. Drei Unterteile dieser Hälfte fallen dem Einatmen zu, und im letzten Unterteil wird ein ***äääh*** gechantet, bevor in den Hauptvokal der ersten Hälfte zurückgefallen wird.

▶ Der gerichtete Klang des Trance-Rhythmus der Schamanen kann in jedem Chakra praktiziert und individuell verändert werden. Im Nabelchakra (Re) beginnt man den Puls mit einem geschlossenen ***ò*** im ***hòòh***. Der weitere Verlauf ist identisch mit dem oben aufgezeigten. Im Solarplexuschakra (Mi) beginnt man den Puls mit einem offenen ***ó*** im ***hóóh***. Im Herzchakra (Fa) beginnt man den Puls mit einem offenen ***á*** im ***hááh***. Im Halschakra (So) mit einem ***e*** im ***heeh***. Im Stirnchakra (La) mit einem ***i*** im ***hiih***. Im Scheitelchakra (Ti) beginnt man den Puls mit einem ***n*** im ***hnng***.

Der gerichtete Klang im Wurzelchakra

Im Wurzelchakra (Do) beginnt man den Puls mit einem ***u*** im ***huuh***.

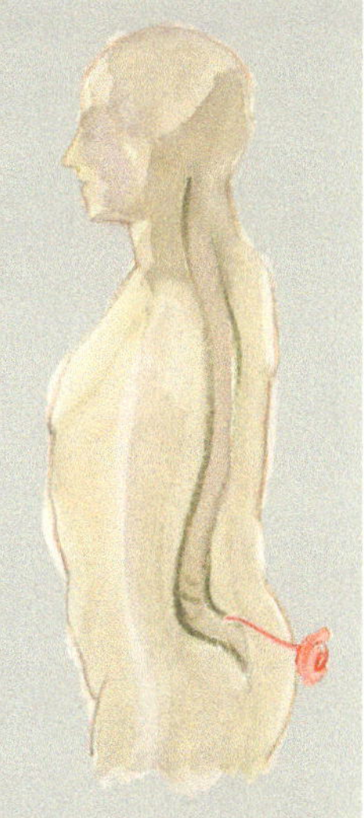

Do

½ Puls				½ Puls			
huuh				einatmen			***äääh***

Varianten

½ Puls				½ Puls			
huuh				einatmen			***uuu***
huuh				einatmen			***duuu***
huuh				einatmen			***fuuu***
huuh				einatmen			***guuu***
huuh				einatmen			***muuu***
huuh				einatmen			***nuuu***
huuh				einatmen			***suuu***
huuh				einatmen			***wuuu***

Der gerichtete Klang im Nabelchakra

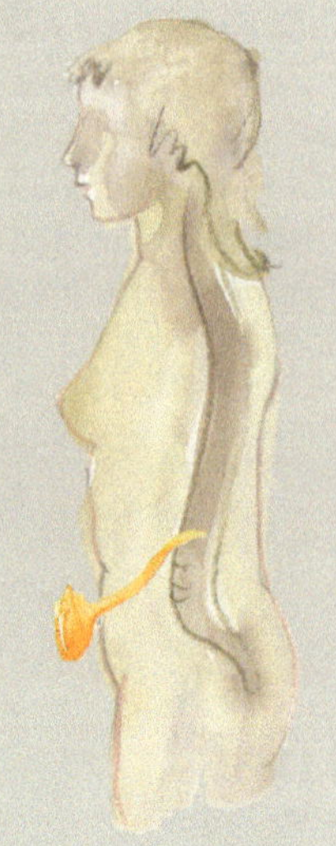

Beim Einatmen geht Ihr Bewusstsein durch das Chakra zum Wirbelsäulenpunkt. Von dort aus chanten Sie in das Chakra.

Re

½ Puls				½ Puls			
hòòh (Zunge hinten)				einatmen			*ä*

Varianten

½ Puls				½ Puls			
hooh				einatmen			***o***
hooh				einatmen			***do***
hooh				einatmen			***go***
hooh				einatmen			***ko***
hooh				einatmen			***no***
hooh				einatmen			***ro***
hooh				einatmen			***wo***

Der gerichtete Klang im Solarplexuschakra

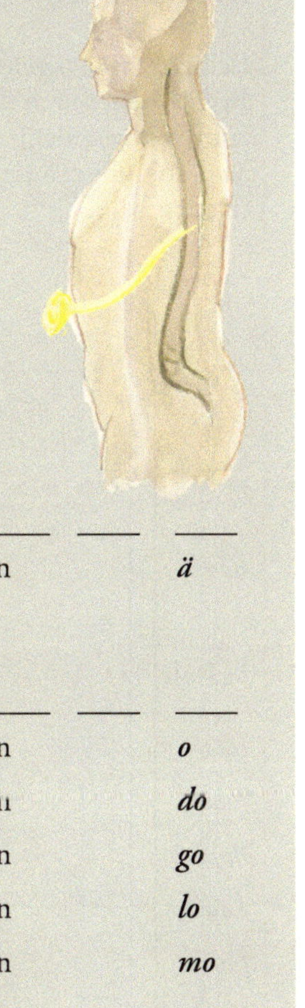

Beim Einatmen geht Ihr Bewusstsein durch das Chakra zum Wirbelsäulenpunkt. Von dort aus chanten Sie in das Chakra.

Mi

½ Puls				½ Puls			
hóóh				einatmen			*ä*

Varianten

½ Puls				½ Puls			
hooh				einatmen			*o*
hooh				einatmen			*do*
hooh				einatmen			*go*
hooh				einatmen			*lo*
hooh				einatmen			*mo*
hooh				einatmen			*no*
hooh				einatmen			*po*
hooh				einatmen			*ro*
hooh				einatmen			*so*
hooh				einatmen			*to*
hooh				einatmen			*wo*

Der gerichtete Klang im Herzchakra

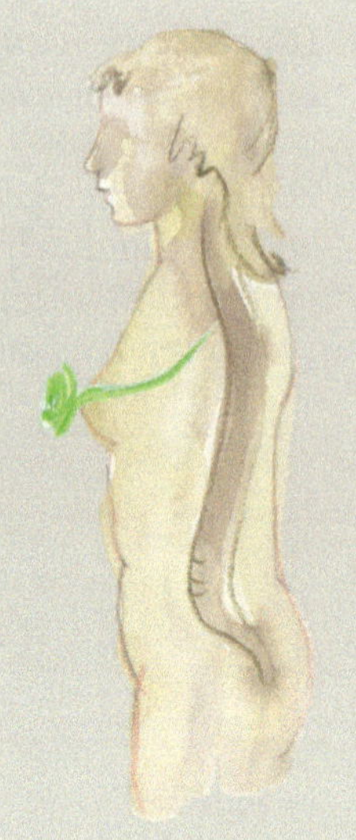

Beim Einatmen geht Ihr Bewusstsein durch das Chakra zum Wirbelsäulenpunkt. Von dort aus chanten Sie in das Chakra.

Fa

½ Puls				½ Puls			
___	___	___	___	___	___	___	___
haah				einatmen			***a***

Varianten

½ Puls				½ Puls			
___	___	___	___	___	___	___	___
haah				einatmen			***ba***
haah				einatmen			***da***
haah				einatmen			***ha***
haah				einatmen			***ma***
haah				einatmen			***pa***
haah				einatmen			***ra***
haah				einatmen			***sa***
haah				einatmen			***ta***
haah				einatmen			***wa***

Der gerichtete Klang im Halschakra

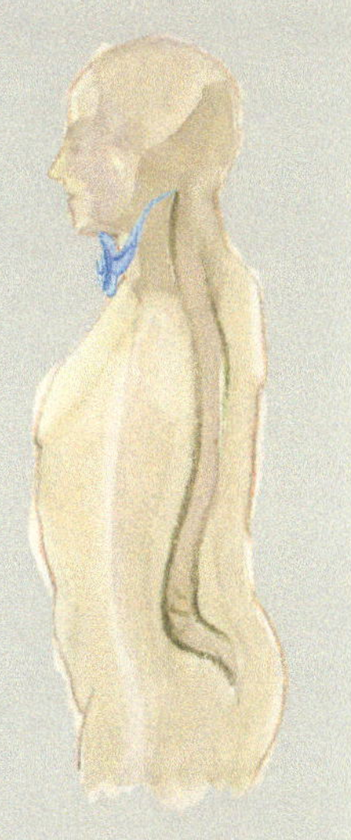

Beim Einatmen geht Ihr Bewusstsein durch das Chakra zum Wirbelsäulenpunkt. Von dort aus chanten Sie in das Chakra.

So

½ Puls				½ Puls			
___	___	___	___	___	___	___	___
heeh				einatmen			***e***

Varianten

½ Puls				½ Puls			
___	___	___	___	___	___	___	___
heeh				einatmen			***ä***
heeh				einatmen			***ba***
heeh				einatmen			***gö***
heeh				einatmen			***lä***
heeh				einatmen			***sä***
heeh				einatmen			***se***
heeh				einatmen			***wä***

Der gerichtete Klang im Stirnchakra

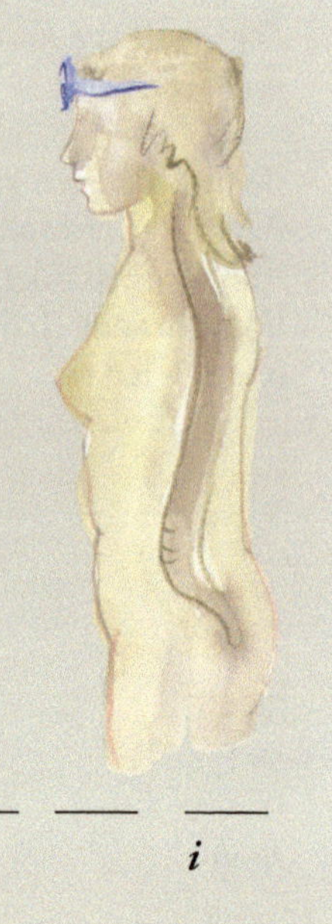

Beim Einatmen geht Ihr Bewusstsein durch das Chakra in die Kopfmitte. Von dort aus chanten Sie in das Chakra.

La

½ Puls				½ Puls			
hiih				einatmen			*i*

Varianten

½ Puls				½ Puls			
hiih				einatmen			***di***
hiih				einatmen			***gi***
hiih				einatmen			***lä***
hiih				einatmen			***le***
hiih				einatmen			***li***
hiih				einatmen			***hä***
hiih				einatmen			***hi***
hiih				einatmen			***oi***
hiih				einatmen			***ti***
hiih				einatmen			***wi***

Der gerichtete Klang im Scheitelchakra

Im Scheitelchakra atmen Sie vom Himmel in das Chakra ein und chanten sonnenstrahlenförmig in alle oder in die sechs Richtungen. Der »tausendblättrige Lotos«, wie das Kronenchakra oft auch genannt wird, vibriert und dreht in viele Richtungen über dem Kopf. Es ist ein Lichtspiel vieler und verschiedenartiger feinstofflicher Lamellen.

Ti

½ Puls				½ Puls			
——	——	——	——	——	——	——	——
hnng				einatmen			***nng***

Übung

Herz-Erde-Seele-Chant

Bei diesem gerichteten Klang im Trance-Rhythmus der Schamanen atmen Sie drei Viertel eines Pulses »Himmelsenergie« durch das Kronenchakra ein, lassen sich ein Viertel-Puls mit ***iiih*** ins Herzchakra fallen, wo Sie sogleich für den zweiten und dritten Puls in ein ***haah*** wechseln, dann im Wurzelchakra einen halben Puls ***tschuu*** und einen weiteren halben Puls ***huuh*** chanten. Noten dazu finden Sie im Anhang. Das Pulstempo ist individuell.

⁵⁄₄-Takt, ein Strich = 1/16

1 Puls 1 Puls 1 Puls 1 Puls 1 Puls

— — — — — — — — — — — — — — — — — — — —

Einatmen ***iiih haah*** ***tschuu huuh***

Die Möglichkeiten der Weiterentwicklung des individuellen Chantings sind schier grenzenlos. Ich möchte Ihnen noch einige Beispiele der Chanting-Technik der Inuits in der kanadischen Arktis vorstellen, und zwar die des *throat singing.* Meistens wird diese Art des Chantens von zwei sich gegenüberstehenden Frauen praktiziert.

Übung

Inuit Throat Singing

- Der Klang wird möglichst weit unten im Hals erzeugt und erinnert stark an animalische Laute, die in der Arktis zu hören sind. Die eigentliche Chanting-Phase ist häufig identisch mit dem Trance-Rhythmus der Schamanen. Im ersten halben Puls kommt die erste Silbe, aber der zweite halbe Puls wird nochmals in vier Teile unterteilt. Drei Unterteile dieser Hälfte fallen dem Einatmen zu, und auf den letzten Unterteil wird die zweite Silbe gechantet, bevor in den Hauptvokal der ersten Hälfte zurückgefallen wird. Es gibt auch wesentlich kompliziertere Formen, teilweise mit Doppellauterzeugung. Auf YouTube können Sie hierzu Beiträge beispielsweise von Tanya Tagaq, "The Sounds of Throat Singing" oder "Improvised Performance", finden.

- *Einige Beispiele*

½ Puls				½ Puls			
hai				einatmen			*a*
hai				einatmen			*a*
dom				einatmen			*de*
hui				einatmen			*a*
hui				einatmen			*iu*
ha				einatmen			*iu*

In den folgenden Beispielen finden sich zwei Pulse, die regelmäßig in drei Silben plus Einatmen unterteilt werden:

1 Puls		1 Puls	
iih	*gu*	*ha*	einatmen
uh	*bi*	*tscha*	einatmen
tschu	*da*	*tscha*	einatmen
ta	*ge*	*da*	einatmen
wi	*ta*	*we*	einatmen
i	*gö*	*i*	einatmen
tschi	*ge*	einatmen	ausatmen

Stufen des Chantings

Das Chanting, wie ich es kennenlernen durfte, wie ich es nutze und weitergebe, basiert auf unterschiedlichen Stufen, die Sie hier im Buch größtenteils erlernen können. Die folgenden Anleitungen bieten noch einmal eine Übersicht zum Umgang damit.

I
Visualisation, Atem, Stimme und Bewegung / Tanz

Durch das jeweilige Chakra wird eingeatmet. Während des Ausatmens tönen Sie von der Wirbelsäule aus mit einem Vokal in das entsprechende Energiezentrum – man nennt das »Platzierung des Atems«. Dabei sind Vokal und Tonhöhe sekundär. Zu diesem grundlegenden Tönen können Sie sich rhythmisch bewegen oder einen Kreistanz bilden.

II
Farben visualisieren

Während Vokale getönt werden, können auch die Farben der Chakren visualisiert werden. Nach und nach kann so die Vibration des jeweiligen Chakras wahrgenommen werden. Von unten her sind die Farben: Rot, Orange, Gelb, Grün, Hellblau, Indigo, Violett oder lichtes Weiß.

III
Das Bewusstsein ins Chakra lenken

Wenn die Zentren und ihre Kanäle und Punkte an der Wirbelsäule erspürt sind, wird das Bewusstsein eine Sekunde vor dem Einatmen im entsprechenden Chakra platziert. Dann wird durch den

Kanal eingeatmet und die Energie an die Wirbelsäule gelenkt. Dann wird wiederum durch den Kanal ausgeatmet. Beim Balance- und Spiral-Chanting (Seite 42ff) wird am Ende des Ausatmens die Aufmerksamkeit zum Eingang des nächsten Chakras gelenkt.

IV
Erlebnisebenen kreativ mit Attributen versehen

Das Chanten wird mit den Elementen verbunden:

Scheitelchakra	Keine Bilder oder vielleicht die Vorstellung eines tausendblättrigen Lotos oder von Lamellen aus Licht oder des höheren Selbsts.
Stirnchakra	Äther
Kehlchakra	Kommunikation
Herzchakra	Luft
Solarplexuschakra	Feuer
Nabelchakra	Wasser
Wurzelchakra	Erde

Beispiel anhand des Wurzelchakras: Während Sie ein Chanting im Wurzelchakra praktizieren, imaginieren Sie sich in eine Umgebung, in der das Element Erde eine zentrale Rolle spielt. Sie sehen sich beispielsweise als Bäuerin auf einem Acker und nehmen die Erde in die Hände. Oder Sie stellen sich imaginär in die Wüste, die Savanne, die Bergwelt oder den Regenwald.

V
Der gerichtete Schamanen-Chant und das intuitive individuelle Chanting

Hier kreieren Sie eigene Rhythmen und Silbenabfolgen. Dabei verwenden Sie gleichermaßen Vokale und Konsonanten und studieren ihre individuelle Wirkung.

Chanting und Synchronizität

Das durch Chanting verfeinerte Bewusstsein wird mehr und mehr sensitiv und empfänglich für die nicht-kausalen Zusammenhänge zwischen der Innen- und der Außenwelt. Je »hellsichtiger« wir werden, desto enger kommen Erlebnisse der inneren und äußeren Welt in unserem Bewusstsein zusammen. Wir schauen nicht mehr auf den Fluss des Lebens, sondern wir sind der Fluss, der im ewigen Jetzt dahinfließt. Die Ereignisse des Lebens liegen am Flussufer und verschwinden in der Vergangenheit, und vor uns liegt eine Zukunft, die wir mitgestalten. Die Schamanen nennen das »die Annäherung der alltäglichen und der nicht alltäglichen Wirklichkeit«. Wo wir merkwürdige Zusammenhänge im Leben bisher als Zufall interpretiert haben, gewinnen wir nun die Gewissheit, dass die Geschehnisse in der Außenwelt immer etwas mit uns zu tun haben, so dramatisch sie auch sein mögen. Wir sind zwar nicht die Erbauer der Materie, aber sehr wohl die Protagonisten unseres selbst inszenierten Welttheaters. Es ist ein Spiegel unserer Innenwelt. Wir sind die Architekten unserer Erfahrungen.

Carl Gustav Jung prägte dafür den Begriff der »Synchronizität«. Dabei geht es um ein Erleben einer Sinnhaftigkeit von Ereignissen, die sich nicht in die Kette von Ursache und Wirkung einordnen oder damit erklären lassen (Synchronismus). Es geht um das Zusammentreffen eines inneren und eines äußeren Geschehnisses, wobei meistens zuerst das innere Geschehen wahrgenommen wird. Die beiden Ereignisse ergeben zusammen einen Sinn, ohne derselben Ursache zugrunde zu liegen. Fast alle Menschen kennen beispielsweise die Erfahrung, dass sie an jemanden denken – und plötzlich ruft er oder sie an. Die meisten äußern sich dann erstaunt: »Zufälle gibt's!« Nein, es gibt sie eben nicht. Mit der Verfeinerung unserer Wahrnehmung wird unser Denken magisch, und wir beginnen, die Zusammenhänge erst zu ahnen und später zu verstehen. Synchronistische Ereignisse werden besonders stark in Zeiten der Wandlung wahrgenommen und sind eine Brücke zwischen materiellen und geistigen Welten.

Das Potenzial der Synchronizität stammt laut Jung aus der Aktivierung eines oder mehrerer Archetypen aus dem Unbewussten. Diese Aktivierung in der individuellen Psyche ereignet sich für eine bestimmte Zeit, um sich zu gestalten und Ausdruck zu finden – man nennt dies »Individuationsprozess«. Nach Jung neigen wir dazu, Anteile, die wir an uns nicht wahrnehmen wollen oder können, zu verdrängen. Diese Anteile werden zu Schatten.

Die Arbeit mit den archetypischen Energien ist eine hilfreiche Methode, um an verdrängte Themen heranzukommen und diese zu integrieren. Wenn wir das Archaische erkennen, können diese Energien uns auch nicht überwältigen, sondern offenbaren ein großes schöpferisches Potenzial. Die Beschäftigung mit den archetypischen Energien und deren Integration führt zu mehr Lebensfreude, Lebendigkeit und Gelassenheit.

Archetypen sind Urbilder der Menschheit, die im kollektiven Unbewussten angesiedelt sind und von der Menschheit als Ganzes geformt werden. Ihre Anzahl ist begrenzt, aber die archetypischen Bilder und Ausprägungen sind unbegrenzt. Die wichtigsten Archetypen wie Geburt, Jugend, Ehe, Mutterschaft, Vaterschaft, Trennung und Tod sind tief in uns verankert und bringen in verschiedenen Kulturen zu verschiedenen Zeiten ähnliche Bilder hervor. Auch die zwölf Urprinzipien, wie sie von der Astrologie dargestellt werden, oder die Großen Arkana des Tarots, sind in verschiedener Abstufung und Ausprägung in jedem Menschen wirksam.

Jeder kennt Dinge, die ihn besonders anziehen. Es kann auch etwas Negatives und eigentlich Abstoßendes sein, mit dem wir uns sehr beschäftigen oder das uns immer wieder in den Sinn kommt. Das Faszinierende ist immer ein Gegenstück, etwas Komplementäres zu etwas in uns selbst, das noch nicht integriert wurde, noch in uns schlummert oder möglicherweise verdrängt wird. Verdrängen heißt zum Beispiel, etwas abzulehnen, ungeklärt zu verlassen, Nein zu ihm zu sagen.

Die höchste Anziehung für den Mann ist zweifellos die Frau. Unbewusst aber sind es auch seine eigenen, ungelebten weiblichen Anteile (Anima). Dasselbe gilt für die Frau, die ihre männliche Seite oft durch einen Mann verwirklicht, obwohl sie auch selbst ganz werden könnte. Wir alle können Anima *und* Animus verwirklichen. Doch die wenigsten versuchen es, sondern projizieren ihre

Schatten auf den Partner. Die Resultate in Beziehungen sind meist ernüchternd und enden nicht selten im Unglück, dessen Ursache man fälschlicherweise beim anderen ausmacht. Einen Mensch so zu nehmen, wie er ist, scheint eine hohe Kunst zu sein und denen vorbehalten, die alle archetypischen Energien integriert und damit verlebendigt haben.

Der aktiv empfängliche Charakter des Chantings ermöglicht es uns, mit den archetypischen Strukturen in uns in Kontakt zu treten. Synchronizität ist ein seelischer Vorgang – den Begriff der Seele möchte ich dabei für eine wissende Substanz verwenden, die uns die Geschehnisse schicksalhaft zuführt. Die Magie des Klanges und des Atems verbindet uns mit inneren Bildern, Empfindungen, Gefühlen, Farben, Formen, Bewegungen und so weiter. Unsere Seele spricht in archetypischen Bildern zu uns. Wir finden diese Bilder auf einem bewussten Entwicklungsweg nicht nur im Traum, sondern in jedem Seinszustand.

Erscheinen uns archetypische Figuren oder Inhalte im Traum, in der Meditation, auf einer Visionssuche (*vision quest*), beim Chanten oder Tagträumen, sind es meistens Zeichen komplementären Charakters, also etwas, was im Alltagsbewusstsein zu wenig gelebt wird.

Übung

Chanting mit Archetypen

▶ Die Resonanz mit Archetypen können wir fördern, indem wir diese visualisierend in diejenigen Chakren chanten, deren Energie eine Entsprechung mit dem jeweiligen Archetyp hat. Dabei soll Ihnen die folgende Tabelle helfen. Sie enthält die Bezeichnung verschiedener Archetypen und vieler weiterer Urbilder der Seele, dazu ein paar Deutungshinweise und zudem die Zahlen der Chakren, die sich hierzu beim Chanten eignen. Die angegebenen Chakren sind lediglich Vorschläge aus meiner eigenen Erfahrung:

1 = Wurzel-, 2 = Nabel-, 3 = Solarplexus-, 4 = Herz-,
5 = Hals-, 6 = Stirn- und 7 = Scheitelchakra.

- Es öffnet sich hier wiederum eine unendlich weite kreative Ebene, auf der Sie an Ihrem Ganzwerden arbeiten können. Alles ist Klang – unhörbar oder hörbar. Auch unsere Stimmungen, Gefühle und Gedanken haben eine Frequenz – wir könnten sie zum Klingen bringen, wenn wir sie entsprechend oktavieren. Über den Archetypen, zu dem wir eine tiefere Bedeutungsebene erreichen wollen, können wir uns dem aber auch annähern. Während wir das entsprechende Chakra bechanten, malen wir innere Bilder und Situationen, die uns zum entsprechenden Archetypen und den Deutungshinweisen einfallen.

- Wir entwickeln nach und nach die Fähigkeit, Dialoge mit Archetypen und prinzipiellen Ideen des Lebens zu führen. Experimentieren Sie damit!

Experimentierfeld mit einer Auswahl von Urbildern der Seele

Archetypus	Deutungshinweis	Chakren
Das Männliche, Animus	Tun, Formgebung, Struktur, Aggression	1, 3, 5
Liebevoller Vater	Innere und äußere Sorge für die Familie	1, 5
Ungeheuer	Wütend, herrisch, angsterregend	1, 3
Herrscher	Realismus, Kontrolle, Selbstherrlichkeit	1, 5
Held	Auf eigene Faust die Welt erkunden und wachsen	3, 5
Priester	Kraft der Intuition, im Dienst Gottes	5, 6, 7
Schurke	Selbstsüchtig, egoistisch	3

Archetypus	Deutungshinweis	Chakren
Zauberer	Macht, Meister, Schwindler	3, 5
Strahlender Jüngling	Lebenslustig, neugierig, kreativ	3, 5
Eremit	Selbsterkenntnis, Weisheit, Isolation, Entfremdung	3, 7
Narr	Freiheit, Mut, Optimismus, Naivität, Unbedachtheit	3, 5
Alter	Gesetzesvertreter, Erfahrung, Vollendung	4, 7
Das Weibliche, Anima	Umfassen, empfangen, geben, Wachstum, sich öffnen	2, 4, 6
Liebevolle Mutter	Fürsorglich, verzeihend, verständnisvoll	4
Destruktive Mutter	Erstickend, verbietend, Beziehung verhindernd	2, 3
Amazone	Selbständig, angriffslustig, karrieresüchtig	1, 2
Sirene	Verführerisch, sinnlich	2, 6
Wettkämpferin	Konkurrierend, selbstständig	2, 1
Priesterin	Intuitiv, spirituell, geheimnisvoll	6, 7
Hexe	Intuitiv, subjektiv, egoistisch	2, 6
Alte	Lebensfäden, Ahnenwissen	1, 6, 7
Feuer	Element der Natur im Dienste des Menschen, das Feuer der Seele; Bewegung, Wandlung, Helligkeit, Wärme, Energie	3, 6, 7
Luft	Das Schöne in die Welt tragen, vermittelnd, unparteiisch	4, 5
Wasser	Lebensspender, Reinigung, Wiedergeburt	2, 3

Archetypus	Deutungshinweis	Chakren
Erde	Mutter, Fruchtbarkeit	1, 2
Sonne	Tag, Licht, Lebensfreude, Vitalität, Erfolg, Familie, Fruchtbarkeit, Liebe	4, 7
Mond	Nacht, Dunkelheit, Gefühlstiefe, Unbeständigkeit, Irrationales, Träume	2
Stern	Hoffnung, Heilung, Ganzheit	4
Licht	Geistige Energie	7
Dunkelheit	Tor des Verstehens	2, 6
Wind	Aufkommen geistiger Energie	7, 4
Geburt	Leben, Zukunftsmöglichkeiten	1, 7
Tod	Ende einer Phase, Aufgabe von Gewohnheiten, Neubeginn	1, 7
Reise	Lebensreise	alle
Quelle	Unbewusste Energie, die durch die Landschaft der Seele fließt	2
Fluss	Vorhandensein großer Kräfte	1, 2, 3
See, Meer	Unbewusste tiefgründige Elemente und Energien	2
Berg	Formgebend, heilig	1, 7
Höhle	Heiligtum der Göttin, zentrales Ereignis des Selbst, Mutterschoß	2
Glück	Unerwartete Wendungen, Annahme des Schicksals	4
Unglück	Annahme des Schicksals, Suche nach der inneren Bedeutung	4
Angst	»Angst klopfte an die Tür, Vertrauen öffnete – und niemand war draußen.«	3

Archetypus	Deutungshinweis	Chakren
Teufel, Widersacher	Triebhaftigkeit, Gier, Berechnung, Abhängigkeiten	2
Gerechtigkeit	Stabilität, Urteilsfindung, absolute Ehrlichkeit	3
Maß	Harmonie, Geduld, Synthese aus Handeln und Fühlen	3, 4
Muschel	Mutter, Heimatfindung, innere Gefühlsdynamik	2
Baum	Lebensbaum, Spiegelung der Seele, Wissen, *standing people*	1, 2, 3, 4
Blume	Schönheit, Sexualität, Blühen, weibliches Prinzip	2
Frucht	Sexuelle Bedürfnisse und Wünsche	2
Haus, Schloss	Ansehen, Erfolg	1, 2, 3
Auge	Sehvermögen, Vision, Bewusstsein, Klarheit	6
Zähne	Unabhängigkeit, Macht, Fähigkeit zu nähren und zu kommunizieren	5
Hand	Fähigkeit, Kompetenz, Hilfe	1, 4
Kreis	Ganzheit, Wiederholung	4
Quadrat	Stabilität, Materie, aber auch plötzliche Veränderung	1, 7
Dreieck	Dynamische Kraft, Integration von Gegensätzen	3
Adler	Geist, Spiritualität, Weitsicht, Überblick, Kraft, Inspiration	6, 7
Wolf	Innere Führung, Lehrer, Instinkt, Loyalität	2, 6
Bär	Herkunft, Stärke, Liebe, Geborgenheit, Erdmutter	1, 4

Archetypus	Deutungshinweis	Chakren
Schlange	Transformationsenergie, Kundalini, Sexualität	1, 2, 3
Spinne	Vernetzung, die dunkle weibliche Kraft, Geduld, Organisation	2, 5
Pferd	Lebenskraft, Schönheit, Eleganz, Inspiration	1, 2
Reh	Sanftmut, Zartheit	4
Stier	Sexuelle Triebkraft und deren Einordnung in die Zivilisation	2, 3
Löwe	Schöpferische Sonne, die stärkste männliche Energie, König, Selbstbewusstsein, Feuer, Pascha, Angeber	3
Katze	Wahrnehmung, Freude, Irrationales der Frau, Unbeeinflussbarkeit, Samtpfoten und Krallen	2
Hund	Loyalität, dienende Triebkräfte, Freund	2
Salamander, Molch, Drache	Elementare Kräfte aus der Vergangenheit	1, 2, 3, 4
Weiß	Unschuld	7
Schwarz	Ursprünglichkeit, Unendlichkeit	2, 7
Rot	Mut, Leidenschaft, Aggression	1
Orange	Sinnlichkeit, Erotik	2
Gelb	Lebensfreude, Sonne	3
Grün	Hoffnung, Harmonie, Mitte	4
Hellblau	Kommunikation, Kunst, Inspiration	5
Indigo	Friede, Verständnis, Intuition	6
Violett	Spiritualität, Individuum, Heilung	7

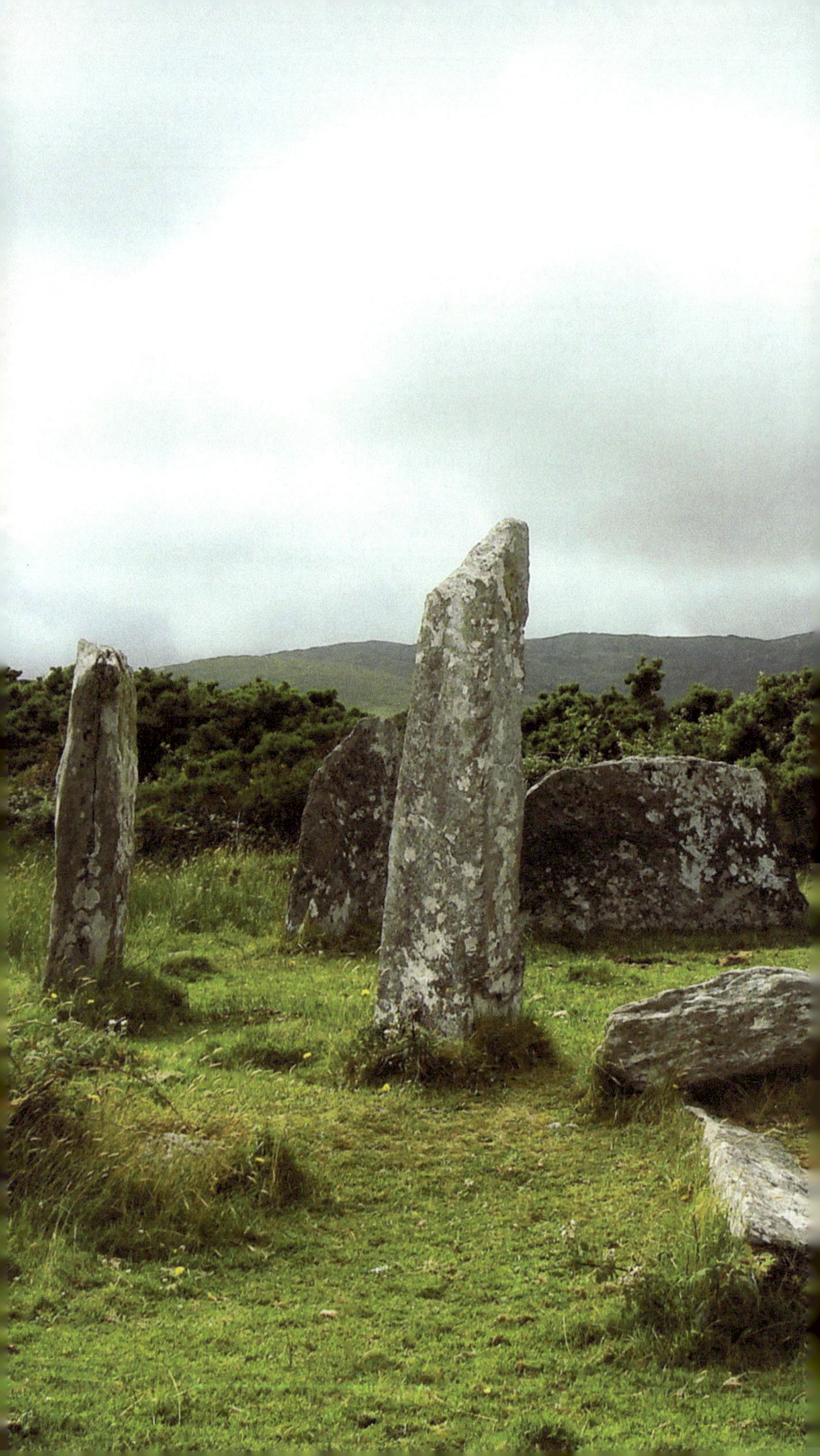

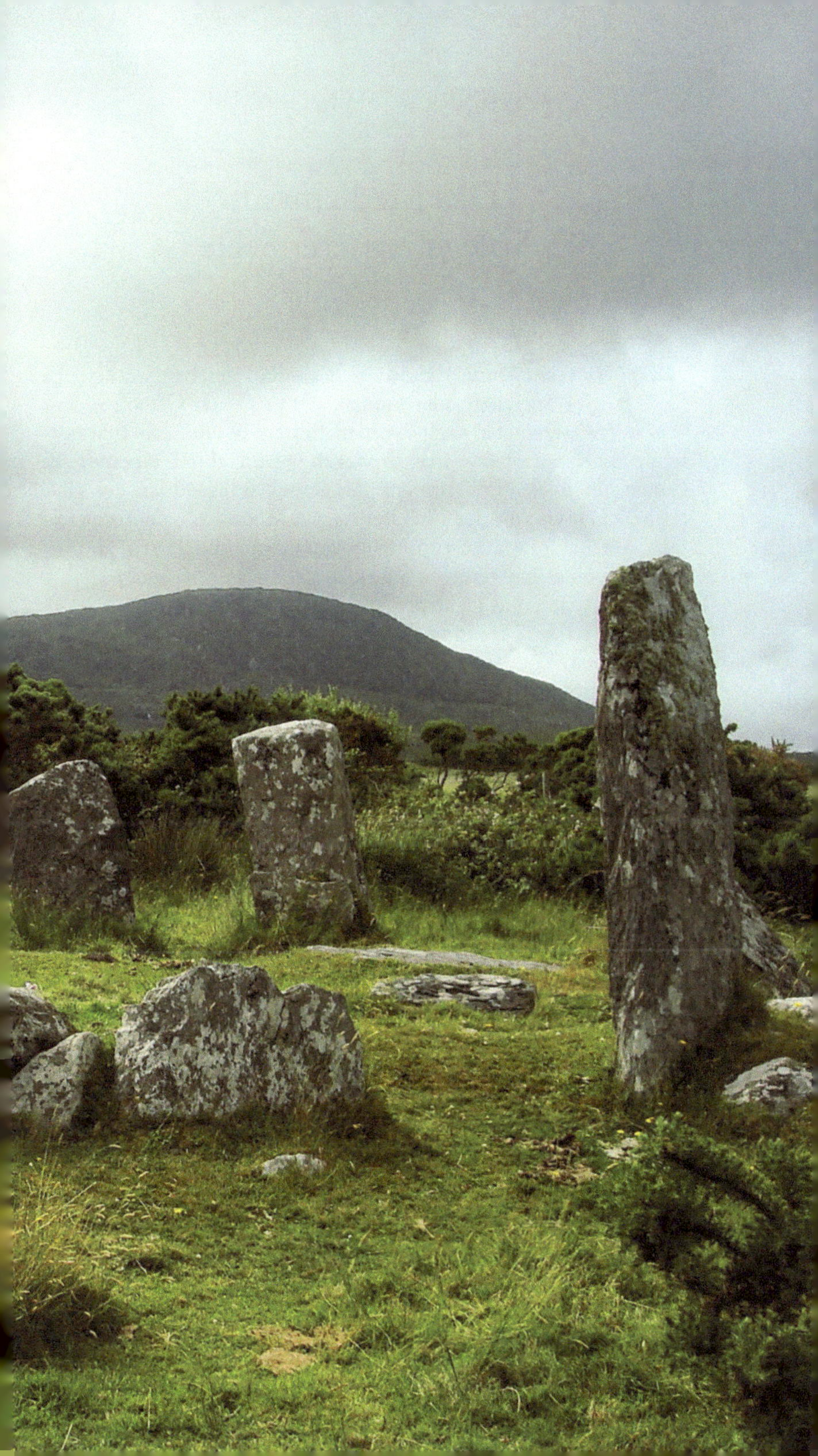

Das Medizinrad: Spiegel unserer Seele

Der Geist (*mind*) kann auch als Rad gesehen werden. Es gibt Speichen oder Gänge, die uns nach Osten, Süden, Westen oder nach Norden führen. Wenn sich Bewusstsein oder Kenntnis erweitert, bewegen wir uns durch einen dieser Gänge hinaus in die Peripherie des Rades, während wir zur gleichen Zeit auch von der Peripherie nach innen zum Zentrum reisen. Wir beginnen, bestimmte Formen wahrzunehmen, und es wird uns eine sich vergrößernde Fähigkeit gegeben, einen Dialog mit Archetypen und prinzipiellen Ideen zu führen.

Der Kreis des Medizinrades ist das Universum. Er ist Veränderung, Leben, Tod, Geburt und Lernen. Dieser große Kreis ist das Zelthaus unserer Körper, unseres Geistes und unserer Herzen. Er ist der Zyklus von allem, was existiert.

Das Medizinrad kann als sichtbar gewordener Spiegel unserer Seele verstanden werden, Seele im Sinne einer wissenden Substanz, die uns in allen Sphären und Lebensphasen und in verschiedenen Leben und Zwischenleben (in den ewigen Jagdgründen, je nach Glaube) begleitet. Der Medizinmann geht mit einer Frage in das Medizinrad; es können Fragen bezüglich Krieg und Frieden, Freundschaft, Heirat, Ernte oder was auch immer sein. Das Medizinrad wird aber auch als Momentaufnahme unserer Seele betrachtet, an dem wir sehen können, welche Kräfte uns gerade jetzt zur Verfügung stehen und welche eher im Hintergrund wirken.

Wenn Sie mit dem Medizinrad arbeiten wollen, sollten Sie sich, wie auch am Schluss des Buches im Kapitel »Auf Visionssuche« beschrieben, mit einer kurzen Meditation darauf vorbereiten, indem Sie beispielsweise einige Male durch den Scheitel zum Steißbein einatmen und umgekehrt ausatmen. Dabei können Sie sich vorstellen, in oder unter einem Regenbogen zu stehen oder zu sitzen.

Vorhergehende Doppelseite: Steinkreis bei Castletownbere (Beara Peninsula, Ireland)

> Der Geist kann als Rad gesehen werden. Es gibt Gänge, die uns ostwärts in das Spirituelle führen, nach Westen in das Physische, nordwärts in das Mentale und nach Süden in das Emotionale. Wenn sich Bewusstsein und Wahrnehmung erweitern, bewegen wir uns durch einen dieser Gänge hinaus in die Peripherie des Rades, während wir zur gleichen Zeit auch von der Peripherie nach innen zum Zentrum reisen. Wir beginnen, bestimmte Formen wahrzunehmen, und es wird uns eine sich entwickelnde Fähigkeit gegeben, einen Dialog mit Archetypen und prinzipiellen Ideen zu führen.

Dies sind die Worte von Beautiful Painted Arrow, einem indianischen Schamanen aus New Mexico, wie er sie in seinem Buch *Being and Vibration** formulierte. Er geht nicht von einer sich linear ausbreitenden Energie aus. Durch die Frage eines Menschen oder auch durch seine Vision kommt ihm die Energie ebenso aus der Zukunft entgegen, wie es auch dem Gesetz der Oktave entspricht (siehe Seite 107 ff). Wenn ein Pfad aus dem Inneren des Rades zielgerichtet und mutig beschritten wird, kommt ebenso viel Kraft aus der Peripherie. Unter wissenschaftlichen Maßstäben ist dies ebenso wenig nachvollziehbar wie die Erfahrung der Synchronizität, wie sie von C.G. Jung beschrieben wurde (siehe Seite 74 ff). Beides sind Erscheinungen, die von den Menschen kulturbedingt mehr oder weniger bewusst erfahrbar sind. Der materielle und kausal orientierte Mensch hat allerdings kaum Zugang zur Synchronizität oder zum Medizinrad. Die indianische Ausdrucksweise klingt wohl für manche etwa so fremd wie ein Geschäftsbericht für einen Amazonas-Indianer.

Weiter aber erzählt Beautiful Painted Arrow:

> Gehen und Sprechen ist Leben, atmend und sich materialisierend in die Bewegung des Momentes, sodass das Leben wahrhaftig werden kann. Im Lichtblitz des Moments ist es die Asche, die uns in Weisheit über uns selbst hinausträgt – einerseits in die Erinnerung und andererseits ins Hier und Jetzt der Wachsamkeit und der Suche. Am Anfang war ein

* Rael, Joseph [Beautiful Painted Arrow]: *Being and Vibration,* Tulsa, Oklahoma: Council Oak Books, 1995. Hier wiedergegebene deutsche Übersetzung durch den Autor.

Lichtstrahl, in dem alles gewusst und gesehen wurde: der Anfang und das Ende und alles, was dazwischen sein würde. Der Lichtstrahl ist das Rad mit einem Zentrum aus Herz und einer Peripherie, gestaltet aus dem feinstofflichen Dahinterliegenden. Wir sind das Zentrum für den Norden, den Süden, den Osten, den Westen, für das Über-uns-Liegende und das Unter-uns-Liegende. Wir existieren und wir existieren nicht. Wir sind die unendliche Leere. Der Lichtstrahl ist die Saat des Lebens an sich.

Die vier Himmelsrichtungen des Medizinrades stehen auch für bestimmte Attribute und feinstoffliche Körper:

Osten	Reinigung	spiritueller Körper
Süden	Beziehung	emotionaler Körper
Westen	Wahrnehmung	physischer Körper
Norden	Unschuld, Kind, Offenheit	mentaler Körper
Zentrum	Tragfähigkeit	Zentrum

Die Anziehung beziehungsweise die Resonanz mit dem Dahinterliegenden, dem Metaphysischen, führte seit den 1930er- und ganz besonders seit den 1968er-Jahren viele Menschen auf die Reise in eine erweiterte, verfeinerte Wahrnehmung unserer Existenz, die die Netzwerke im Feinstofflichen einbezieht. Indem wir unsere Funktion in den verschiedenen Ebenen der Existenz entdecken, erhalten wir den Schlüssel zu einem erfüllten und verantwortungsvollen Leben. Diese Erkenntnis gewinnt glücklicherweise auch in unseren Zeiten wieder an Boden.

Für Ihre Erfahrungen mit dem Chanting und dem Schamanischen im weitesten Sinne möchte ich Ihnen hier vorschlagen, wie Sie ein Medizinrad aufbauen können – auf eine einfache, aber wirkungsvolle Weise. So entsteht etwas, das jedem empfänglichen Menschen den Zugang in die Tiefe eröffnen kann, ohne dass er sich einem intensiven Studium der verschiedensten Punkte und Pfade im Medizinrad, die oft in die Dutzende gehen, widmen muss.

Das Medizinrad in seiner Schwingung offenbart sich uns durch die Anrufung unserer inneren und äußeren Kräfte; wir rufen sie ins Hier und Jetzt, und zwar mittels Chanting. Energie ist Schwingung – Chanting ist Klangschwingung. Der Klang des Chantings ist das im Jetzt anwesende Geistige. Durch Chanting im Medizinrad offenbaren sich die astralen, mentalen und geistigen Ebenen unserer Existenz, und durch das Tanzen im Medizinrad werden sie genauer erkundet.

Ein Medizinrad legen

Es gibt Orte in der Natur oder zu Hause, die man als geeignet erspürt, um dort ein Medizinrad temporär oder fest anzulegen. Es sollte in jedem Fall ein Ort sein, an dem wir uns wohlfühlen und für eine Stunde ungestört sind. Wenn Sie ein Medizinrad fest an einem Platz bauen, beispielsweise mit Steinplatten, lädt sich der Ort durch Ihre innere Arbeit dort und mit Hilfe der Kräfte aus der Umgebung nach und nach energetisch auf.

Es ist auch möglich, mit acht kleinen Steinen ein Mini-Medizinrad auf einem Tisch oder auf dem Fußboden zu legen. Persönlich nutze ich beide Arten. Die Steine habe ich nach und nach in der Natur gefunden und ihnen die jeweilige Funktion zugeordnet. Die Mitte kann mit einem neunten Stein oder vier Repräsentanten für die Elemente Feuer, Luft, Wasser und Erde bestückt werden. In der Natur kann das Rad auch um ein Feuer angelegt werden. Ein besonders schönes Erlebnis ist ein Kreistanz um das Feuer bei Nacht. Oft sind Bäume, Hügel, Felsen und anderes Entscheidungshilfen für eine Platzierung des Rades. Sie sehen, es gibt viele Möglichkeiten.

Der Aufbau eines (indianischen) Medizinrades und die Anrufung der vier Himmelrichtungen ist ein Ritual, eine Zeremonie. Es braucht Zeit. Ein Ritual beinhaltet immer ein Anheben der Energie in der Weite des Bewusstseins, es ermöglicht die Verwirklichung der geistigen Kräfte in der physischen Welt. Unsere Absicht sollte daher zuvor möglichst klar sein, denn durch die Anrufung werden die inneren Kräfte gebündelt, aber auch das Unklare wird verstärkt. Wenn die Absicht klar ist, wird einerseits das einmalig Individuelle ausgedrückt und andererseits die Verbundenheit mit allem und jedem.

Gehen, Tanzen und Chanten im Medizinrad können als Kontemplation, Trance, Vereinigung oder Kommunikation mit inneren oder feinstofflichen Einheiten erlebt werden. Die meisten Praktizierenden gehen mit einer Frage ins Medizinrad und erhalten Antwort, wenn sie zwei oder vier Mal durch das Rad gehen, und sich die Energien immer mehr verfeinern. Sie können Ihr Medizinrad so liegen lassen und jedes Mal, wenn Sie damit arbeiten wollen, die Kräfte anrufen. Oder Sie legen die Steine immer wieder neu aus.

Übung

Das Medizinrad legen

- Wählen Sie drinnen oder draußen, vielleicht in Ihrem Garten, einen geeigneten Platz aus. Legen Sie den Mittelpunkt fest und ziehen Sie mit einer Schnur einen Kreis darum, so weit, wie es die Umgebung zulässt. Legen Sie nun mit einem Kompass die Himmelsrichtungen fest. Kompasse zeigen im Inneren von Gebäuden die Richtungen oft nicht genau an, daher sollten Sie dies im Freien kontrollieren.

- Die vier Himmelsrichtungen sind das Grundrad, es ist auch ein Schutzrad. Legen Sie wie im Folgenden beschrieben an die Fixpunkte für Osten, Süden, Westen und Norden ausgewählte Steine und dann in den Südosten, Südwesten, Nordwesten und Nordosten weitere, vielleicht kleinere Steine oder auch nur Markierungen. Sammeln Sie sich zunächst am besten mit einer Atemübung oder kurzen Meditation und rufen Sie beim Auslegen der Steine die vier Himmelsrichtungen, auch »Winde« genannt, an.

- Die Mitte ist das Individuum in seiner Ganzheit und gleichzeitig die Quelle, der Schöpfer. Auch dafür können Sie einen Stein legen. Bei jeder Anrufung sollten Sie von der Mitte (M) aus über den Osten (O) durch den Kreis gehen. Details zu den Anrufungen sind in den Grafiken auf Seite 90/91 zu finden.

- Sammlung in der Mitte.
- »Ich rufe die Kraft des Ostens an« – den Stein des Ostens legen.
- »Ich rufe die Kraft des Südens an« – den Stein des Südens legen.
- »Ich rufe die Kraft des Westens an« – den Stein des Westens legen.
- »Ich rufe die Kraft des Nordens an« – den Stein des Nordens legen.

Gehen Sie in zwei, drei oder vier Durchgängen durch das Medizinrad. Der dritte und der vierte Durchgang sind Möglichkeiten, die Erfahrungen zu vertiefen oder zu präzisieren. Verbinden Sie sich bewusst mit den Kräften der jeweiligen Richtung.

Klänge im Medizinrad

Das Medizinrad lässt sich sehr gut für das Chanten nutzen, dessen Wirkung es verstärkt. Geeignet für eine Einstimmung in der Mitte des Rades ist das Spiel mit einer Rassel und das gleichzeitige Pfeifen oder ein Whistle-Chant (siehe Seite 51 ff). Schamanen rufen mit diesem Pfeifen und Rasseln die elementaren Kräfte und die geistigen Helfer in das Medizinrad. Beim Chanten empfehlen sich folgende Vokale:

Mitte	*aaah*	Südosten	*ööhh*
Süden	*oooh*	Südwesten	*üüüh*
Westen	*uuuh*	Nordwesten	*äääh*
Norden	*eeeeh*	Nordosten	*nnnh*
Osten	*iiih*	Mitte	*aaah*

Erster Durchgang und zweiter Durchgang (rechte Seite)

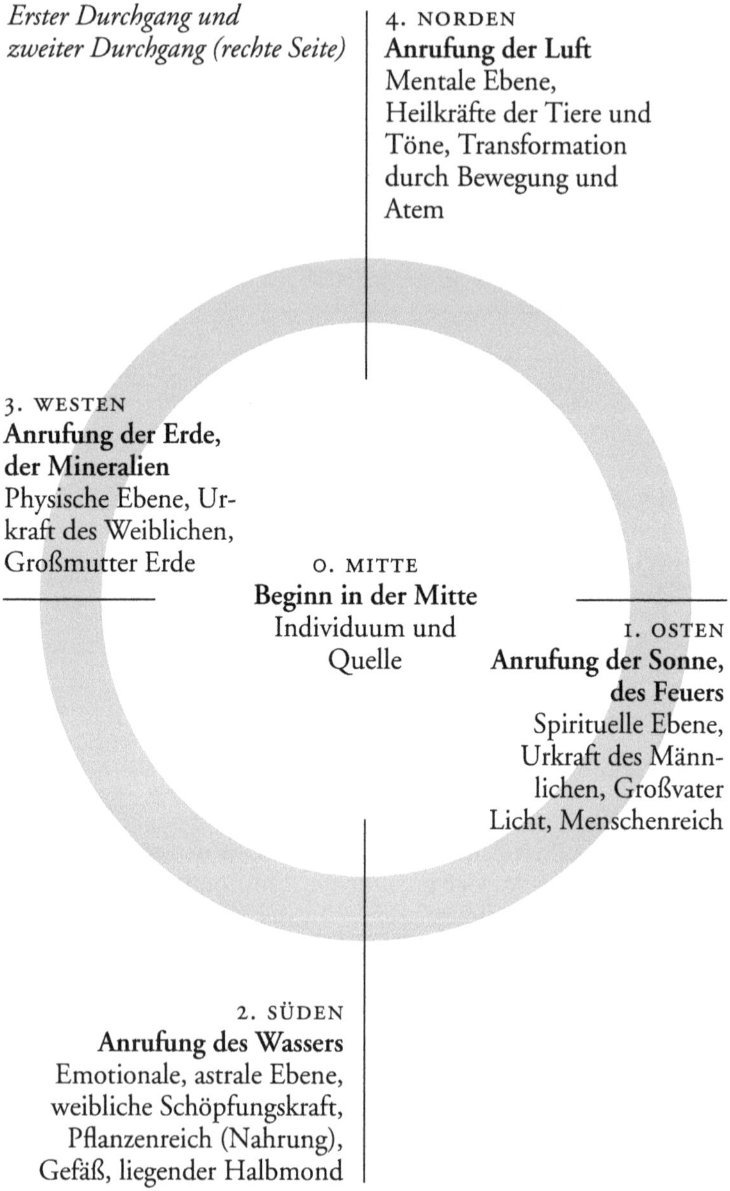

4. NORDEN
Anrufung der Luft
Mentale Ebene, Heilkräfte der Tiere und Töne, Transformation durch Bewegung und Atem

3. WESTEN
Anrufung der Erde, der Mineralien
Physische Ebene, Urkraft des Weiblichen, Großmutter Erde

0. MITTE
Beginn in der Mitte
Individuum und Quelle

1. OSTEN
Anrufung der Sonne, des Feuers
Spirituelle Ebene, Urkraft des Männlichen, Großvater Licht, Menschenreich

2. SÜDEN
Anrufung des Wassers
Emotionale, astrale Ebene, weibliche Schöpfungskraft, Pflanzenreich (Nahrung), Gefäß, liegender Halbmond

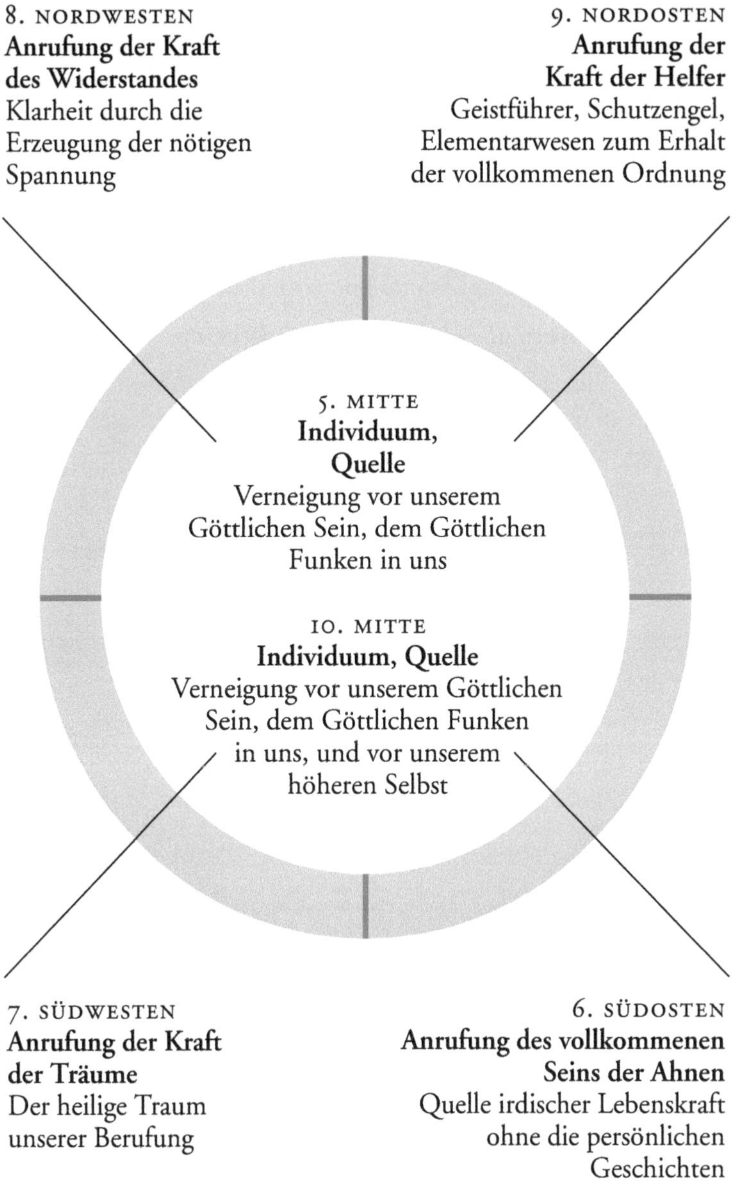

8. NORDWESTEN
Anrufung der Kraft des Widerstandes
Klarheit durch die Erzeugung der nötigen Spannung

9. NORDOSTEN
Anrufung der Kraft der Helfer
Geistführer, Schutzengel, Elementarwesen zum Erhalt der vollkommenen Ordnung

5. MITTE
Individuum, Quelle
Verneigung vor unserem Göttlichen Sein, dem Göttlichen Funken in uns

10. MITTE
Individuum, Quelle
Verneigung vor unserem Göttlichen Sein, dem Göttlichen Funken in uns, und vor unserem höheren Selbst

7. SÜDWESTEN
Anrufung der Kraft der Träume
Der heilige Traum unserer Berufung

6. SÜDOSTEN
Anrufung des vollkommenen Seins der Ahnen
Quelle irdischer Lebenskraft ohne die persönlichen Geschichten

In einem *dritten und vierten Durchgang* durch das Medizinrad können wir nach Wunsch das Erlebte vertiefen.

1. O — Eigener Animus, eigenes Gebet
2. S — Eigene Gefühle – Klärung, persönliche Heilpflanzen, Homöopathie
3. W — Eigene Anima, persönliche Heilkräfte der Erde (Steine, Geld, Amulette)
4. N — Persönliche Inspiration, persönliche Krafttiere
5. M — Verneigung vor unserem Astralleib, unserer Psyche
6. SO — Essenz unserer Erfahrungen, Bücher, Ahnen, Weisheit, Übergänge
7. SW — Die Kraft der Zeichen, Orakel, erbetene Träume, Überraschungen
8. NW — Anrufung für Erlösung, Harmonisierung, Ausgleich
9. NO — Geistige Führung, persönliche Engel, Elementarwesen
10. M — Verneigung vor unserem Entwicklungsweg in diesem Körper, Persönlichkeit

Übung

Mit dem Medizinrad
Antworten und Visionen erhalten

▸ Rufen Sie wie beschrieben die Kräfte in Ihrem Medizinrad an. Stellen oder setzen Sie sich dann in die Mitte, dehnen Sie sich im Zentrum innerlich aus. Erspüren Sie die acht Richtungen um Sie herum wie Magnete. Kommen Sie zur Ruhe und meditieren Sie, bitten Sie um eine Vision oder eine Antwort auf eine Frage. Achten Sie auf Zeichen, erspüren Sie, aus welcher Richtung welche Energien, Bilder oder Klänge kommen. Welche Inspiration erreicht Sie? Lassen Sie sich Zeit.

Zum Abschluss sollten Sie sich bei den Himmelsrichtungen und inneren oder äußeren Kräften bedanken. Gehen Sie dann in der zum Anfang entgegensetzten Richtung durch das Rad, um das Ritual abzuschließen. Vielleicht machen Sie sich im Anschluss ein paar Notizen. In den folgenden Tagen sollten Sie sich immer wieder mit den Bildern oder Botschaften verbinden und auch immer wieder Ihr Medizinrad oder den Ort, an dem es war, aufsuchen.

Wasser ist Kreis
Wind ist Kreis
Liebe ist Kreis
Anfang ist Kreis
Ende ist Kreis
Wer könnte ein Ende setzen

BUDDHA

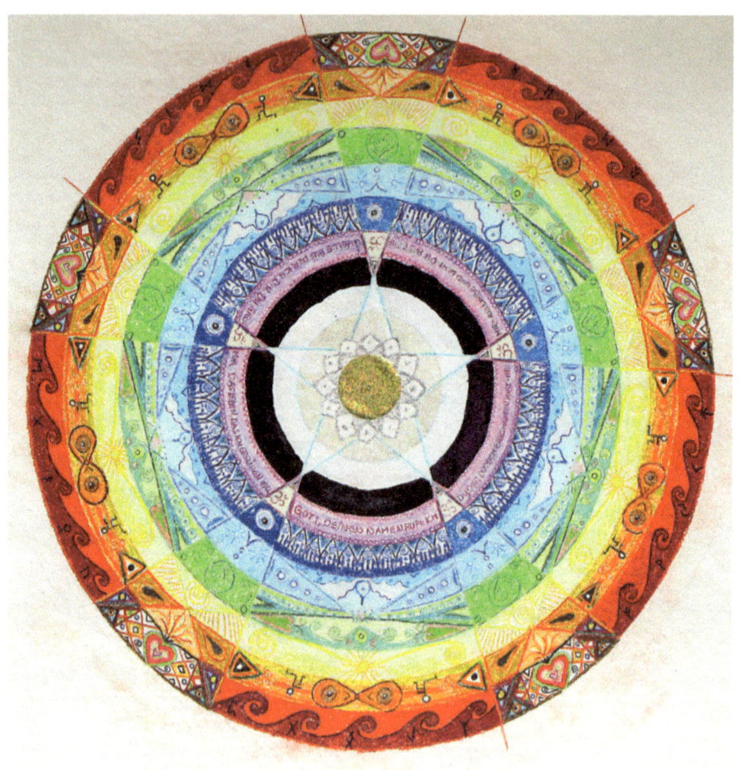

Bewusstseinsebenen: Mandala von Regula Meyer, Autorin des Buches tierisch gut *(Arun-Verlag)*

Das Gesetz der Oktave, der Sieben und der Transformation

Ausgehend von dem Naturgesetz der Oktavgleichheit (Töne im Abstand einer Oktave besitzen eine identische Teiltonreihe, sind also oktavanalog gleichschwebend) ist es mit Hilfe der Oktavierung möglich, zu jedem regelmäßig wiederkehrenden Ereignis (Schwingung) einen oktavanalogen Ton zu errechnen.

Lassen Sie uns nun etwas tiefer untersuchen, warum die Arbeit mit Klängen so heilsam sein kann. Naturwissenschaftlich betrachtet ist das Gesetz der Oktave eine physikalische Erscheinung, wonach die doppelte (zwei zu eins) und die halbe Frequenz (eins zu zwei) eines Tones essenziell den gleichen Ton ergeben. Diese Gesetzmäßigkeit wird schon im Erklingen des ersten Obertones der Naturtonleiter hörbar, der als eine Oktave mit doppelt so schneller Schwingung erklingt. In jedem Ton ist jeder andere enthalten, und zwar entsprechend ganzzahliger Proportionen. Der zweite Oberton bildet eine Quinte zum ersten und der dritte (zweite Oktave) eine Quarte zum zweiten (und wieder eine Oktave zum ersten; Quarte und Quinte sind Komplementärintervalle), gefolgt vom Dur-Dreiklang (eine große und eine kleine Terz), der eine verankernde, stärkende und Vertrauen aufbauende Wirkung hat. Er ist nicht umsonst in vielen Kinderliedern anzutreffen. Der Dreiklang repräsentiert das Gesetz der drei Kräfte im Kosmos: positive (aktive), negative (passiv empfängliche) und neutralisierende (versöhnende) Kraft. Erklingen nur der erste und dritte, der Quint-Ton, nimmt das menschliche Gehör diesen Klang als offen und leer wahr; es gibt keine wirkliche Harmoniebildung. Sobald der mittlere Ton dazukommt, richtet sich der Klang und wird zur Dur- oder auch Moll-Tonalität. Im täglichen Leben kann man oft beobachten, dass entgegengesetzte Kräfte stagnieren oder eskalieren, wenn die dritte Kraft ausbleibt. Den Anfang der Obertonreihe bilden also Oktave, Quinte, Quarte und der Dur-Dreiklang.

In den esoterischen Lehren wird das Gesetz der Oktave »das Gesetz der Sieben« oder »der Transformation« genannt. Es wird musikalisch durch die ionische Tonleiter – heute nennt man sie »Dur-Tonleiter« – repräsentiert. In dieser wird die Oktave in sieben Tonschritten erreicht, der achte Ton ist das Eingehen in den Gleichklang.

Verschiedene eindrückliche Überlieferungen aus den Geheimschulen des Altertums besagen, dass sich Schwingungen der geistig-seelischen Entwicklung des Menschen und der Verwirklichung von Ideen nicht gleichmäßig schnell ausbreiten, sondern an zwei Punkten ihrer Ausdehnung eine Verlangsamung erfahren. Die sieben Schritte der Dur-Tonleiter repräsentieren durch ihre Proportion von Ganz- und Halbtonschritten das Gesetz der Transformation. Zwischen Mi und Fa (dritter und vierter Ton) und zwischen Si und Do (siebter und achter Ton), wo jeweils ein Halbton fehlt, verlangsamt sich die Entwicklung. Auf der Klaviertastatur ist die Proportion gut sichtbar: Es fehlen an diesen Orten die schwarzen Tasten. Diese fehlenden Halbtöne markieren Punkte, an denen eine Entwicklung des Menschen oder eines seiner Projekte durch die Verlangsamung der Schwingung eine Abweichung erfährt. Der Mensch weicht also von seiner ursprünglichen Absicht, Vision oder Abmachung immer an zwei Punkten ein wenig ab oder gibt die Idee sogar ganz auf. Das sind die uns wohlbekannten »angerissenen« Projekte und Vorsätze, die – manchmal aus unerfindlichen Gründen – versanden oder vielleicht auch irgendwo noch ein unerlöstes Dasein fristen. Es sind die »Do Re Mi, Mi, Mi...«'s, die beim ersten Widerstand fallen gelassen werden.

In einem gruppendynamischen Prozess sind das beim Mi–Fa-Schritt oft Streitigkeiten und nachfolgende Kompromisse und bei Si–Do vielleicht Einsparungen oder Verzögerungen. Diese Abweichungen – entstanden aus der »Mechanizität« der Oktave und der menschlichen Unwissenheit, wie ein Vorsatz, ein Projekt bewusst zu begleiten ist – können beispielsweise bewirken, dass die Zeit für die Vollendung des Projekts ganz einfach nicht mehr stimmt. Auch ein Mangel an Hingabe lässt die Energie abweichen.

Es gibt in der Geschichte viele Beispiele, in denen ursprünglich positive Impulse nach einiger Zeit im Gegenteil endeten, wie es sich etwa in Religionskriegen zeigt oder im persönlichen Bereich im Bedauern: »Ich habe es ja nur gut gemeint.« Der Weg zur Hölle ist bekanntlich mit guten Vorsätzen gepflastert, Vorsätzen unkontrollierter oder außer Kontrolle geratener Oktaven. In Politik und Wirtschaft ist es üblich, der Öffentlichkeit Teilwahrheiten, die für die Parteiinteressen oder die Shareholder von Belang sind, als die ganze Wahrheit zu verkaufen – was dabei herauskommt, sind nicht selten Lügen. Wegen der kurzen Beine von Lügen ist der Ausgang der auf diese Weise in Gang gesetzten Oktaven entsprechend ungewiss. Erfahrene Menschen mit einem offenen Herzen, die über das Wissen um das Gesetz der Transformation verfügen, gelangen ebenso gesetzmäßig wie die Oktave selbst zu einer Aufrichtigkeit sich selbst und ihrem Umfeld gegenüber, weil es die einzige Möglichkeit ist, sich bewusst zu entfalten und so an der geistigen Entwicklung der Menschheit mitzuarbeiten.

Wie es kaum anders sein kann, wird auch dieses Wissen über die sieben Stufen der Verwandlung missbraucht, um zu Macht zu gelangen. Das Wirken des bewussten, erwachten Menschen heißt, den Bogen zwischen Niederem und Höherem zu spannen und Unterscheidungsvermögen zu trainieren, was zu tun möglich und was zu lassen ist, und diesen Spannungsbogen der Polarität auszuhalten beziehungsweise halten zu können. Intuition und Erinnerung sind die Werkzeuge und sie sind wie zwei Seiten derselben Münze.

Wie also lässt sich das Gesetz nutzen? Wer die Abweichungen erspüren, das Ziel stetig im Auge halten, Strategie und Zeitplan verfolgen kann, lässt eine geradlinige Entwicklung der Oktave entstehen und hat die Möglichkeit, sein Ziel so zu erreichen, wie er oder sie sich das vorgestellt und visualisiert hat. Der um das Gesetz der Oktave Wissende oder es manchmal auch nur intuitiv Verstehende setzt bei Mi–Fa ganz bewusst mehr Kraft ein und erinnert sich des Zieles und der Zeit, um die Verlangsamung zu kompensieren. Im Si–Do-Schritt gibt er sich ganz dem Ziehen des neuen Oktavtones hin, der wie ein Magnet wirkt, wenn der Prozess geradlinig verlief. Es wird keine Zeit verschwendet, denn Zeit ist reine, fließende Energie, vergleichbar mit einem Fluss, der streckenweise als Strom langsam dahinfließt und dann wieder enge Stellen in hoher Geschwindigkeit passiert. Zeit kann schnell oder langsam vergehen. Der Zeitraum kann sich dehnen oder zusammenziehen.

Die Oktave kann auch die Erfüllung eines degenerativen Prozesses sein, wie zum Beispiel, auf Geld aus zu sein. »Zeit ist Geld«, Geld ist materialisierte Energie. Menschen, die ihre Wirklichkeit über den Besitz definieren und das überschüssige Geld nicht zum Wohl der Menschheit und des Planeten in sinnvolle Projekte leiten oder zumindest wieder ausgeben, entziehen dem Leben durch die Blockierung stetig Energie und fallen mechanisch in tiefere Oktaven ab. Weil sich Geld nicht kompostieren lässt und die Energie nicht selbsttätig in den natürlichen Kreislauf zurückfindet, entzieht dies dem Lebendigen ständig Substanz. Erträge und Zinsen dieser brachliegenden Energie muss das Lebendige bezahlen – das Meiste davon die versklavte Dritte Welt, aber auch die vielen Menschen bei uns, die nur materiellen Besitz anstreben und diese Versklavung nicht durchschauen.

In einem kosmischen Sinn kann die Erde als ein Organismus verstanden werden, von dem die Mineral-, Pflanzen-, Tier- und Menschenreiche bis hin zu den geistigen Wesenheiten Teile mit ganz bestimmten Funktionen sind. Sie erfüllen ganz bestimmte Aufgaben für den Planeten. Wenn Sie mehr darüber erfahren wollen, sollten Sie sich mit Kosmologien wie denen von Georg I. Gurdjieff und Rudolf Steiner beschäftigen.

Im Moment, in dem ein Ziel in Zeit und Raum visualisiert ist, passiert etwas wahrhaft Magisches. Aus der Zukunft setzt sich eine hereinkommende (involvierende) Oktave in Gang (Do–Ti–La–So–Fa...) und trifft im Fa, dem Herzen, auf die hinauslaufende (evolvierende) Kraft (Do–Re–Mi–Fa...). Im Fa erleben wir bereits transformierte Energie durch die involvierende Oktave. Auch das Medizinrad der indianischen Völker repräsentiert zwei gleichzeitige Oktaven. Der Medizinmann spricht von »Pfaden«, die sich vom Zentrum des Rades in die Peripherie bewegen, also quasi vom Innersten in die Außenwelt. Sobald sich ein Mensch bewusst auf den Weg hinaus macht, kommt ihm die involvierende Kraft der in der Zukunft liegenden Vollendung des Weges entgegen. Je nach Kultur wird von der Hilfe der Engel, Geister, von Schamanismus, von Magie oder ganz einfach vom Atem des Lebens gesprochen. »Atme bewusst ein und atme bewusst aus«, so einfach sagte es Buddha. Bewusstseinsenergie fließt immer in beide Richtungen. Wenn wir Himmelsenergie vom Kopf her durch die Wirbelsäule »einatmen«, fließt gleichzeitig Erdenergie vom Becken die Wirbelsäule hinauf in den Kopf, und umgekehrt.

Die Proportion der Dur-Tonleiter, wie sie natürlicherweise in ganzzahligen Brüchen in Erscheinung tritt:

Do	Re	Mi	Fa	So	La	Ti	Do'
1	9:8	5:4	4:3	3:2	5:3	15:8	2

Mit dem gleichen Nenner versehen, sind die unterschiedlichen Schwingungsentwicklungen gut ersichtlich:

Do	Re	Mi	Fa	So	La	Ti	Do'
24:24	27:24	30:24	32:24	36:24	40:24	45:24	48:24

In uns verwirklichen sich gleichzeitig unzählige auf- und absteigende Oktaven. Das Verhalten der Menschen durch das Wissen über die Oktave zu beobachten, eröffnet uns ein völlig neues Verständnis der Entwicklungs- und Degenerationsprozesse sowie der Evolution und Involution. Auch die Erschaffung der Welt unterliegt den Überlieferungen zufolge diesem Gesetz. Ein Puebloindianer sagte mir, dass Gott die Welt jede Sekunde neu erschafft – welch erstaunliche Sicht – und dass für sein Volk völlig unverständlich ist, wie die sogenannte »zivilisierte« Welt alles Leben einfach für selbstverständlich und gegeben nimmt und die Frage nach der Verantwortung für das eigene Handeln, Fühlen und Denken nur im nächsten Umfeld oder allenfalls bei Umweltschützern auftaucht. Dass Gedanken und Emotionen ein unbegrenztes Potenzial der Verunreinigung haben, wird als »esoterisch« abgetan.

Den abrahamitischen Religionen zufolge wurde die Welt »in sieben Tagen« erschaffen, nur waren das nicht sieben Tage unserer Zeitrechnung, sondern sieben Tage im Leben Gottes. Ein *kalpa* ist in hinduistischer Zeitrechnung ein kosmischer Tag Brahmas und dauert 4320000000 (also 4,32 Milliarden) Jahre! Für den abendländischen Geist mag dies ketzerisch klingen, aber für den seit Urzeiten sich reinkarnierenden Hindu-Geist ist es durchaus nachvollziehbar. Die Zahl 432 ist auch die Frequenz des wohltuenden A' im Kosmos. Es ist das La (sechster Ton) der C-Dur-Tonleiter, deren C durch die Oktavierung der Zahl Eins entsteht. 1+1=2, 2+2=4, 4+4=8, 8+8=16, 16+16=32, 32+32=64, 64+64=128, 128+128=256, 256 Hertz = C', 512 Hertz = C'' und 432 Hertz = A' dieser Oktave. Berechnen wir die Schwingung der Erdumdrehung, also eines mittleren Sonnentages von 86400 Sekunden, ergeben sich 388 Hertz, was dem G dieser Oktave entspricht – mehr dazu auch im Anhang (Seite 183ff).

Die Sieben findet sich auch in kosmischen Sphären wie der Himmelsleiter, in den esoterischen Ordnungen der Gestirne, den

Märchen und vielem mehr. Dass wir Menschen in diesen kosmischen Oktaven mitschwingen, ist nicht Theorie, sondern ist physisch und psychisch erlebbar. Dieses alte Wissen um den heilenden kosmischen Klang ging in den letzten hundertfünfzig Jahren nach und nach verloren, und kaum ein Musiker kümmert sich noch um solche »Details«. Heute erklingt Musik aus klanglichen Gründen in der Stimmung von 440 Hertz oder noch höher. Diese Referenztöne stehen in keinerlei Beziehung zu Schwingungen in uns und der Natur. Diese Veränderungen sind Ausdruck der Beziehungslosigkeit eines Großteils der zivilisierten Welt zu den Naturkräften.

In den nachfolgenden Ausführungen möchte ich Ihnen einige Ideen vorstellen, wie man mit dem Gesetz der Oktave kreativ arbeiten und seinem Leben damit bewusst Impulse und Richtung verleihen kann.

Die Wochenoktave

Eine anschauliche und einfache Art, in die Magie der Oktave einzutauchen, ist das Nutzen der Wochenoktave, wie sie der spirituelle Lehrer Reshad Feild gelehrt hat.

Übung

Wochenoktaven nutzen

- Beginnen Sie ein Projekt an einem bestimmten Tag (Do) und visualisieren Sie den Zeitpunkt des nächsten Do (achter Tag) als erfolgreichen Abschluss des Projekts. Stellen Sie sich das Resultat möglichst realistisch vor. Visualisieren Sie vor Beginn die Anfangs- und die Endzeit, atmen Sie bewusst und lassen Sie die Bilder am Schluss Ihrer Visualisation im Ausatmen los. Beobachten und notieren Sie während des Projekts, was im Außen und Innen geschieht.

Nimmt man den Montag als das Do (aber jeder Wochentag kann Do sein), muss am dritten Tag die Anstrengung größer und die Erinnerung an das Ziel aktiv sein, denn der Mittwoch wird ein langer Tag, an dem sich die Entfaltung stark verlangsamt. Ein Projekt kann auch einen längeren Zeitraum über mehrere Oktaven beanspruchen. Die Stufen bleiben dabei Tagesabschnitte wie bei den Stundenoktaven (siehe unten).

Im folgenden Beispiel beginnt der Prozess an einem Montag. Fett ausgezeichnet sind die sich verlangsamenden Schwingungen. In einer Sequenz eines Projekts von sieben Tagen ist der dritte Tag dafür bekannt, dass Probleme entstehen; der dritte Tag nach einer Operation wird auch als der heikle Tag in der Genesungsphase angesehen:

Mon	Die	**Mit**	**Don**	Fre	Sam	**Son**
Do	Re	**Mi**	**Fa**	So	La	**Ti**

Hier beginnt der Prozess an einem Mittwoch:

Mit	Don	**Fre**	**Sam**	Son	Mon	**Die**
Do	Re	**Mi**	**Fa**	So	La	**Ti**

Es gibt eine fast unendliche Vielzahl gleichzeitig evolvierender und involvierender Oktaven im menschlichen Leben, die mehr oder weniger bewusst gestartet wurden. Die meisten erreichen ihre Bestimmung nicht, und wir müssen mit anderen Resultaten und Erscheinungen leben, als wir erwartet haben, oder sie verlieren sich in den Weiten der Schicksalslinien. Diese Energien kommen irgendwann auf uns zurück, werden aber selten oder nur ahnungsweise als Wiederholungen erkannt, weil das Leben weitergeflossen ist und die Erscheinungen nicht identisch sein können. Karma bedeutet in diesem Kontext nichts anderes als eine abgewichene Oktave, die in einer Spirale von Energien auf uns zurückkommt. Wir erinnern uns an etwas, können es aber nicht genau lokalisieren. Déjà-vus sind ein typisches Beispiel dafür. Man erkennt und erkennt doch nicht. Der neue Tag kann so sein, wie er ist, weil der gestrige Tag so war, wie er war. Jeder Tag ist aber auch neu und frisch und bringt Chancen, aus Erfahrungen zu lernen und auf einer anderen Ebene eine neue bewusste Oktave zu starten.

Im Tagesverlauf entstehende Stundenoktaven

In dieser Anwendung können Sie die Verlangsamung der Schwingungsentwicklung zwischen Mi–Fa und Si–Do gut mitempfinden, da die Stunde ein völlig verinnerlichtes kosmisches Zeitmaß ist. Die folgenden Zuordnungen zeigen das: Tag – vierundzwanzig, Mittag – zwölf, Morgen – neun, Abend – achtzehn, später Abend – einundzwanzig und früher Morgen – drei. In den Stundenoktaven nehmen die Halbtonschritte die gleiche Zeitspanne ein wie ein Ganztonschritt, wodurch die Verlangsamung der Schwingungsentwicklung gut erlebt wird. Wenn Sie bewusst damit arbeiten wollen, lenken Sie mehr Energie in die Mi–Fa-Schritte und geben sich den Si–Do-Schritten hin.

00	01	02	03	04	05	06	07	08	09	10	11
Do	Re	**Mi**	**Fa**	Sa	La	**Ti**	**Do**	Re	**Mi**	**Fa**	So
La	**Ti**	**Do**	Re	**Mi**	**Fa**	So	La	**Ti**	**Do**	Re	**Mi**
12	13	14	15	16	17	18	19	20	21	22	23

Das Do der Anfangsoktave wird im Folgenden mit dem Zeitpunkt des Prozessbeginns gesetzt, zum Beispiel um 8 Uhr morgens:

08	09	10	11	12	13	14	15	16	17	18	19
Do	Re	**Mi**	**Fa**	So	La	**Ti**	**Do**	Re	**Mi**	**Fa**	So
La	**Ti**	**Do**	Re	**Mi**	**Fa**	So	La	**Ti**	**Do**	Re	**Mi**
20	21	22	23	00	01	02	03	04	05	06	07

Die natürlich wiederkehrenden Oktaven

Unser (griechisches) Tonsystem besteht aus zwölf Tönen (ihnen entsprechen auch die zwölf Sternzeichen), aus denen die sieben Stammtöne (die damals bekannten Planeten, die Wochentage) entnommen werden. Im Gegensatz zu den möglichen bewussten Oktaven des Menschen, die nicht nur eine Entwicklung des Physischen und Astralen, sondern auch eine geistige Evolution durchlaufen, kann davon ausgegangen werden, dass die Entwicklungen in der Natur Schwingungen folgen, die sich andersartig ausbreiten. Jede Tageszeit hat eine ganz eigene Stimmung und Energie und fühlt sich entsprechend anders an. Diese Energien wiederholen sich jeden Tag, ebenso wie die Jahreszeiten und viele andere Zyklen in der Natur. Diese Art von Oktaven unterliegt nur einer minimalen Abweichung, und sie entfaltet sich über große Zeiträume der Evolution.

Darstellung anhand der Naturtonleiter:

00	01	02	03	04	05	**06**	07	08	**09**	10	11
Do		Re		Mi		**Fa#**	**So**		**La**	**Ti^b**	
Do		Re		Mi		**Fa#**	**So**		**La**	**Ti^b**	
12	13	14	15	16	17	**18**	**19**	20	**21**	**22**	23

Darstellung anhand der Dur-Tonleiter:

24	01	02	03	**04**	**05**	06	07	08	09	10	**11**
Do		Re		**Mi**	**Fa**		So		La		**Ti**
Do		Re		**Mi**	**Fa**		So		La		**Ti**
12	13	14	15	**16**	**17**	18	19	20	21	22	**23**

Es gibt unzählige natürlich wiederkehrende Oktaven in der Natur, wie beispielsweise die Vierundzwanzig-Stunden-Tagesoktave, in der ein Halbtonschritt zwei Stunden (ein Zwölftel der gesamten chromatischen Tonskala) und ein Ganztonschritt entsprechend vier Stunden beträgt. Die Beobachtung einer Zwölf-Stunden-Halbtagesoktave von sechs bis achtzehn Uhr ermöglicht es, die Energiewechsel der Tagesabschnitte zu erfahren (eine Stunde ist ein Halbtonschritt). Das Erklingen- und Verklingenlassen eines Tones auf einem Instrument ist auch eine natürliche Oktave. Jeder einzelne Laut, jeder Klang ist an sich schon etwas Magisches.

Sie können auch eine Oktave starten, indem Sie den Schwung des Re oder Fa einer Tagesoktave (vierzehn und siebzehn Uhr) aufnehmen und an einem dieser Punkte ein eigenes Do für ein Projekt setzen. Angenommen, Sie erwarten Gäste zum Abendessen um neunzehn Uhr. Dann ist vierzehn Uhr ein sehr gutes Do, um einzukaufen, aufzuräumen, den Tisch vorzubereiten und zu kochen. Bei Mi–Fa müssen Sie eine bewusste Anstrengung machen, um Müdigkeit, Stress oder schlechte Laune zu überwinden. Die Gäste werden um neunzehn Uhr in der Energie des La bei Ihnen eintreffen, und während des Essens werden Sie alle gemeinsam eine neue Oktave erreichen und auf der höher schwingenden Ebene viele interessante und neue Gedanken austauschen und so einen tollen Abend verbringen.

Es ist auch möglich, den Schwung eines Re oder Fa aufzunehmen, um ein Projekt in der Tagesstruktur der natürlichen Oktave zu beginnen. Der Kreativität sind eigentlich keine Grenzen gesetzt. Wenn unser Leben kein erfülltes ist, liegt das meiner Beobachtung nach meistens an einem Mangel an Kreativität. Wir limitieren uns selbst durch Konzepte und fixe Weltbilder und durch eine gewisse Angst vor Neuem. Meist sind es die eigenen, eingebildeten, oft selbstprophezeiten Gedanken- und Handlungsmuster, Ursachen und Wirkungen, die uns an einer nachhaltigen Entwicklung hindern. Hunderte von Glaubenssätzen darüber, wer und was wir sind, halten uns mehr schlecht als recht zusammen und hindern uns daran, als Individuum zu neuen Ufern aufzubrechen und damit Entwicklung zuzulassen. Entwicklung ist der einzige Garant für ein erfülltes Leben. Auch das Gesetz der Oktave zeigt wie keine andere Gesetzmäßigkeit, dass Leben Veränderung bedeutet. Lebendigkeit ist nicht Festhalten, es ist Loslassen für den nächsten Schritt.

Energiecharaktere der Oktavenstufen (nach Reshad Feild)

Die folgende Übersicht beschreibt die Schritte der Oktave noch einmal im Einzelnen. Sie können sie auf alle Ihre Vorhaben und Prozesse anwenden.

Im **Do** der Oktave liegt die Kraft der Intuition und der Absicht. Der Weg vom Do in sieben Stufen bis zum Ziel, dem hohen Do, ist ein visualisierter, in der Absicht beschlossener Prozess, eine Verwandlung in eine höhere geistige Schwingung (die Frequenz des ersten Do mal zwei). Erdung, Stabilität und Lebenswille sind wichtige Eigenschaften auf der Stufe des ersten Do.

Im **Re** liegt die Kraft von Struktur, Puls und Rhythmus. Jede noch so lange Reise beginnt mit dem ersten Schritt. Einen Schritt im Bitten, einen nächsten im Danken. Bitten und Danken entsprechen sich wie Raum und Zeit. Kreativität und Selbstvertrauen erwachen, zudem eine sensibilisierte Wahrnehmungsfähigkeit für den nächsten Schritt.

Im **Mi** liegt die Kraft des Gleichgewichts, eine gesunde Mischung von Emotion und Selbstkontrolle. Wer bin ich? Was macht mich aus? Das sind die Themen. In der energetischen Dur-Tonleiter fehlt an dieser Stelle ein Halbton und verlangsamt die Schwingungsentwicklung. Um diesen *gap,* diese Lücke, zu überwinden, braucht es das Bewusstsein für die zielgerichtete Transformation (hohes Do). Ohne dieses Bewusstsein weicht die Entwicklung von der ursprünglichen Absicht ab; Ermüdung, Kompromisse, und Ähnliches sind die Folge. Nun sollten wir uns ganz besonders an unsere ursprüngliche Absicht erinnern. Hier liegt die Verantwortung für geübte Verwandler verborgen: Sie erinnern sich klar an ihre anfängliche Absicht.

Fa ist die Mitte der Oktave. Fa ist bereits transformierte Energie, weder positiv noch negativ, denn Energie fließt nie nur in eine Richtung. Die Zukunft ist spürbar, weil sie im Do visualisiert wurde. Fa ist Herzenskraft, die in jede Richtung strahlt. Im Herzen geschieht das Wunder des unmittelbaren Verstehens. Sogar Berge hören und verstehen die Musik, denn sie sind zu Stein gewordener Klang. Unter ihrem unvorstellbaren Gewicht bildet sich der Diamant, die vollkommene Geometrie, der vollkommene Klang. Hören ist auch die Kunst des Gebens.

So ist die höchste Spannung, die Dominante, in der Oktave. Die Verwandlung tritt nun auch ins Außen. Während sich die stärkste Energie der Oktave manifestiert, wird sie zugleich rückgebunden. Ein Spannungsbogen schwingt zwischen Geist und Materie, höherem Selbst und Persönlichkeit. Die Inspiration kommt von außerhalb des Zeit-Raum-Gefüges, wo das neue Do schon längst klingt, die Idee bereits Wirklichkeit ist.

La, das innere Licht des Wanderers, verbindet sich mit den funkelnden Sternen auf den Wellen des Sees. Alle physische Form wird als Vibration des grenzenlosen Seins wahrgenommen. All das alltäglich Leblose verliert sich in der Weite des La. Gebundene oder blockierte Energien werden neu zugeordnet oder kompostiert.

Ti ist die letzte Stufe der Verwandlung vor dem Eingehen in eine neue Oktave, eine neue Bewusstseinsebene. Hier findet eine zweite Verlangsamung der Schwingungsentwicklung statt – wieder fehlt ein Halbton –, die durch die Anziehung des kommenden, hohen Do überwunden wird. Ti ist ein Ruhepunkt, wie eine Pause vor dem Neubeginn. Die Verbindung zum Selbst wird durch die Verwandlung immer neu geknüpft. Licht und Klang lassen all die Formen entstehen, und die Zeit entfaltet sich entsprechend unserem Sein. Wir selbst sind das Musikinstrument, durch dessen Schwingungseigenschaften die Energiemuster entstehen, die uns zu dem machen, was wir sind. Nach und nach stimmen wir uns in die universelle Symphonie ein, als ein einmaliges und unersetzliches Individuum.

Ein »Küchenbeispiel« der Oktave aus dem Sufismus

Das bringt mich auf ein Oktavenbeispiel von John G. Bennett, einem Lehrer des sogenannten Vierten Weges nach Georg I. Gurdjieff, der die Zubereitung einer Mahlzeit für eine Tischgemeinschaft auf eine Weise beschreibt, die sich mit der Tonleiter verbinden lässt:

Die Oktave beginnt mit der sauberen, vorbereiteten Küche.

Do: Die vorbereitete Küche.

Re: Koch und Küchenhilfen bereiten die nötigen Utensilien und Rezepte vor.

Mi: Die rohen, unzubereiteten Esswaren werden ausgelegt.

Fa: Die Zutaten werden gewaschen, geschält, gehackt und so weiter.

So: Die Erhitzung, der eigentliche Kochprozess, ist die höchste Spannung.

La: Die Tischgemeinschaft erscheint, und das Essen wird aufgetragen.

Ti: Die Nahrung wird aufgenommen und verdaut.

Die neue Oktave kann sich individuell ganz unterschiedlich manifestieren. Schon am Tisch entstehen neue Ideen, Abmachungen werden getroffen oder es wird ganz einfach eine neue Arbeit auf dem Feld gedanklich in Angriff genommen. Wurde das Essen unachtsam oder mit minderwertigen Zutaten zubereitet oder gar in negativer Atmosphäre, schlägt sich das in der Folge in Müdigkeit und fehlender Motivation in der Gemeinschaft nieder.

Das Gesetz der Oktave und das Chanting

Die Erkenntnis des Oktavengesetzes befreit den Menschen von der gleichgültigen oder fatalistischen Meinung, einfach den äußerlichen Umständen ausgesetzt zu sein, nur Geschöpf zu sein und nicht Schöpfer. Mit jedem Ausatmen setzen wir etwas Neues in diese Welt. Mit jedem Gedanken beeinflussen wir die Dinge. Mit jedem Gefühl schwingen wir uns hinauf oder hinab. Die andere Seite der Freiheitsmedaille ist, dass wir für unsere Gedanken, Gefühle und Taten verantwortlich sind, und dies nicht nur in der sichtbaren Welt. Wenn sich Gedanken und Gefühle spiralförmig ausdehnen, kommen sie irgendwann auf uns zurück. Da sie sich in eine andere Oktave transformiert haben, sind sie nicht immer gleich als das Resultat oder das Wiederkehren einer vergangenen Ursache zu erkennen.

Ein gutes Beispiel sind Erziehungsmuster, unter denen Kinder zu leiden haben. Als junge Erwachsene schwören sie sich, diese niemals an ihren eigenen Kindern auszulassen. Genau durch die ungelösten Identifikationen mit Negativem aus der Kindheit bilden wir aber ähnliche Muster, doch erkennen wir die Gleichheit der Energie nicht mehr, wenn die Muster wirksam werden. Diese Identifikationen sind Schocks und Schmerzen, die wie geistiger Klebstoff wirken. Befreiung gibt es nur, wenn wir die Zusammenhänge erkennen und tatsächlich neue bewusste Oktaven bilden, die in anderen Bahnen laufen. Chanting ist eine große Hilfe bei der Lösung von Mustern.

Viele Menschen begleiten sich mit Singen durch schwierige Lebenssituationen oder Anstrengungen. Sie machen sich damit nicht einfach nur Mut, sondern nutzen unbewusst den Mechanismus, dass Klang durch seine Vibration Körper und Umgebung mit neuen Mustern erfüllt. Im besten Fall sind es heilsame Muster, wie wir sie im Chanting kennenlernen.

Wie beim Chanting im Medizinrad sind Vergangenheit, Gegenwart und Zukunft immer zugleich anwesend. Durch Atem und Visualisation wird ein Vorhaben in der Zukunft energetisiert. Das Ziel ist die Vorstellung, und der Atem ist Leben. Einem Projekt oder Vorhaben wird ein Zeitraum gegeben, der von diesem Zeitpunkt an nicht mehr aus dem Bewusstsein und dem Atem entlassen wird. Das ist das Rezept für Erfolg schlechthin.

Nehmen wir ein weiteres Oktavenbeispiel: eine Team-Arbeit, die in drei Tagen erfüllt werden muss. Um zehn Uhr des ersten Tages ist der Beginn und Mitternacht des dritten Tages ist das Ende. Als Erstes wird gemeinsam dieser Zeitraum visualisiert, indem man sich das Zifferblatt einer Uhr vorstellt, die zehn Uhr anzeigt, dann den Zeitraum von drei Tagen visualisiert und abschließend ein Zifferblatt, das Mitternacht des dritten Tages anzeigt.

Während dieser Visualisierung liegt die Aufmerksamkeit auch auf dem Atem.

Am Ende nimmt man einen tiefen Atemzug und lässt alle Vorstellungen mit dem Ausatmen los. Nun startet man das Projekt.

Aufgrund der beschriebenen Gesetze weiß man, welche Phase was braucht. Die Mi–Fa-Schritte verlangen eine bewusste Anstrengung, während wir uns an den ursprünglichen Impuls, die Zielsetzung und den Vorsatz erinnern. Die Ti–Do-Schritte verlangen ein Loslassen, ein Geschehenlassen, das Ausatmen, Ruhen. Ich habe die drei Tage in Stunden aufgeteilt und so die Oktave angelegt, Sie können aber ebenso den gesamten Zeitrahmen als eine Oktave von Do bis Do ansehen.

In der untenstehenden Grafik sind die sich in drei Tagen ergebenden neun Oktaven mittels der Chakrenfarben dargestellt. Eine solche Grafik zu zeichnen, braucht nur einige Minuten. Von Wirkung und Resultat kann sich jeder sofort selbst überzeugen, der einzige Widersacher dieser Technik wird die menschliche Trägheit bleiben.

			01	Re		01	So	
			02	**Mi**		02	La	
			03	Fa		**03**	**Ti**	
			04	So		04	Do	Oktave 7
			05	La		05	Re	
			06	**Ti**		**06**	**Mi**	
			07	Do	Oktave 4	07	Fa	
			08	Re		08	So	
			09	**Mi**		09	La	
10	Do	Oktave 1	10	Fa		**10**	**Ti**	
11	Re		11	So		11	Do	Oktave 8
12	**Mi**		12	La		12	Re	
13	Fa		**13**	**Ti**		**13**	**Mi**	
14	So		14	Do	Oktave 5	14	Fa	
15	La		15	Re		15	So	
16	**Ti**		**16**	**Mi**		16	La	
17	Do	Oktave 2	17	Fa		**17**	**Ti**	
18	Re		18	So		18	Do	Oktave 9
19	**Mi**		19	La		19	Re	
20	Fa		**20**	**Ti**		**20**	**Mi**	
21	So		21	Do	Oktave 6	21	Fa	
22	La		22	Re		22	So	
23	**Ti**		**23**	**Mi**		23	La	
24	Do	Oktave 3	24	Fa		**24**	**Ti**	

Oktaven in der Natur

In der Natur trifft man auf aufbauende (aufladende) und abbauende (abladende) Energien. Aufladende Orte fallen im Allgemeinen unter die Kategorie »Kraftort«. Die Geomanten rechnen mit Bovis-Einheiten, wobei Orte mit zwischen 6000 und 7000 Bovis eine neutrale Lebensenergie haben und Plätze mit 8000 bis 35 000 Bovis als Kraftorte bezeichnet werden. Orte mit über 20 000 Bovis gelten als heilige Orte, wie keltische Steinkreise, auf denen später oft auch Kirchen gebaut wurden. Viele Geomanten sind vor allem auf der Suche nach solchen Plätzen und verges-

Steinsetzungen laden bestehende Kraftorte weiter auf (Südirland)

Natürliche »Steinsetzungen« in den Alpen

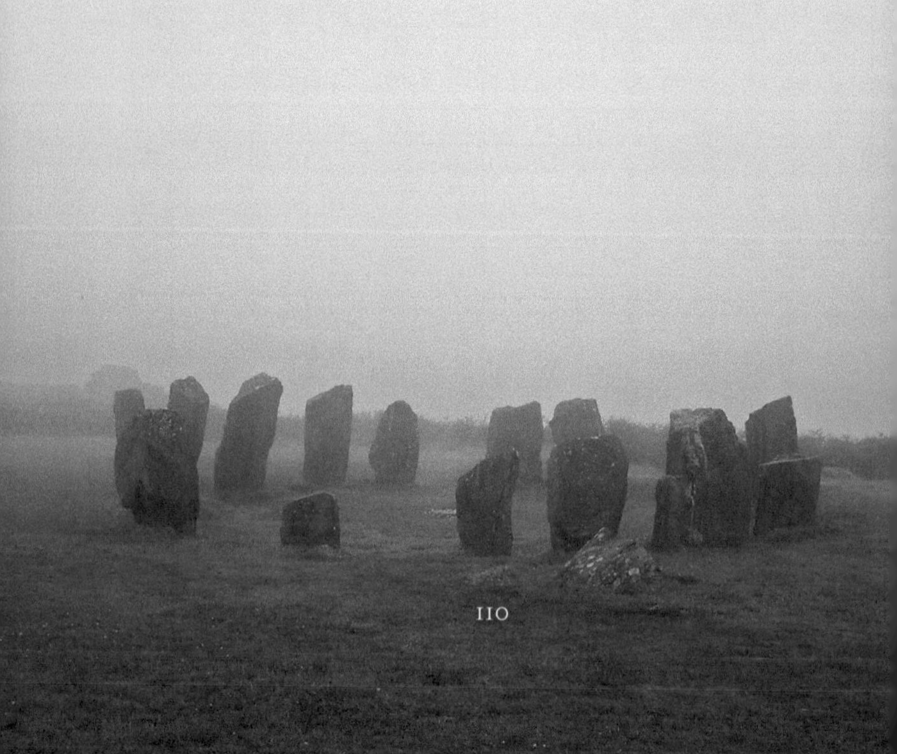

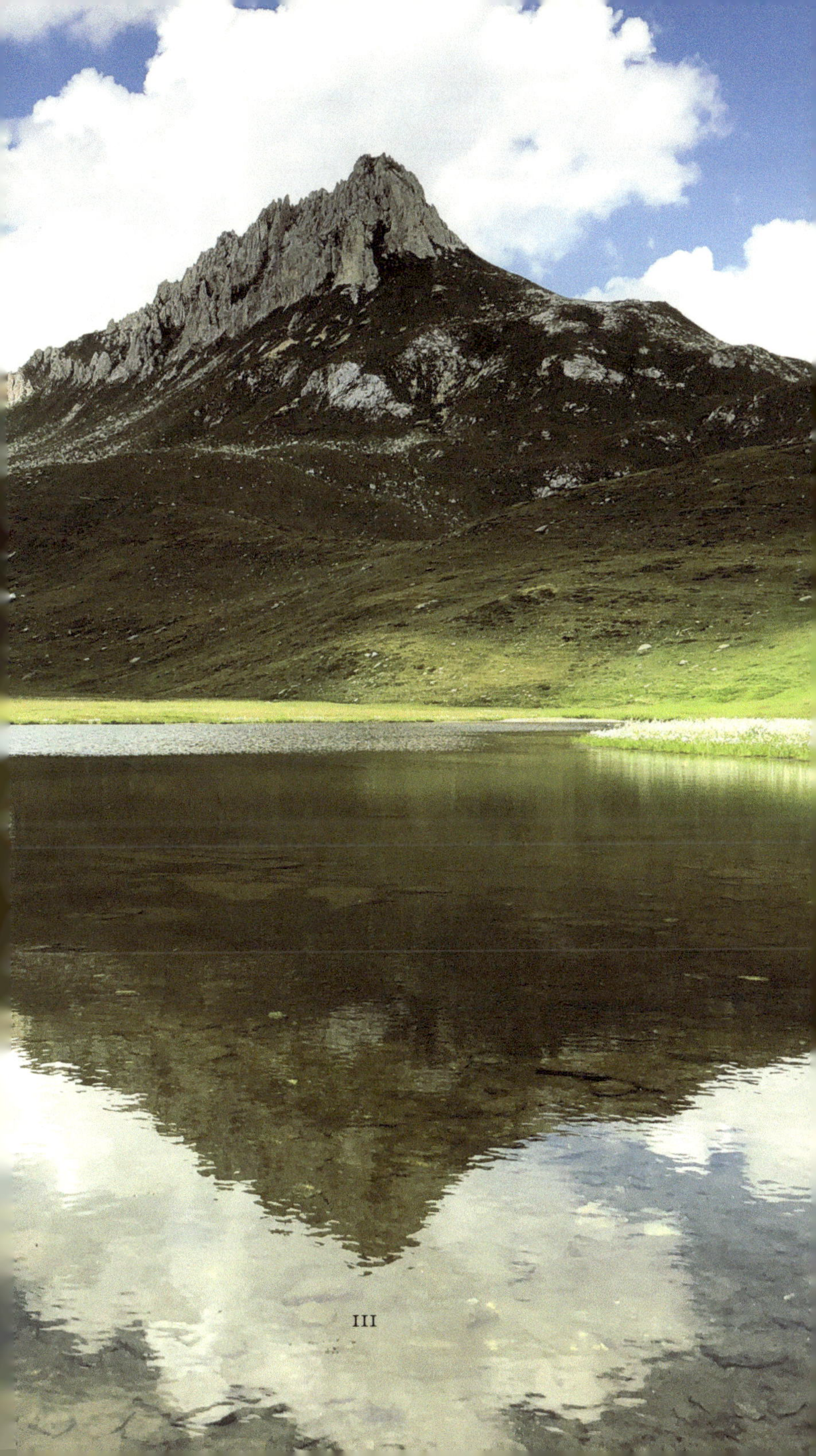

sen dabei, dass abladende Orte (500 bis 5000 Bovis) für die spirituelle Entwicklung des Menschen ebenso wichtig sind. Wie die Puebloindianer sagen, verbinden wir Menschen seelisch Himmel und Erde.

Wenn der Medizinmann oder die Medizinfrau also frei werden will von negativen Gedanken, Gefühlen, traumatischen Erlebnissen oder sich ganz einfach leeren will, um Neues aufnehmen zu können, sucht er oder sie einen Ort mit sehr tiefen Bovis-Werten auf. Rinnsale, Bäche und Flüsse sind (mit einer Ausrichtung in Fließrichtung) die häufigste Wahl. Kontemplation, Meditation und bewusster Atem sind die drei Praktiken, die wohl von allen Wissenden um den Erdball dabei angewendet werden. In der Natur gibt es auch Extrembeispiele, die noch mehr Wirkung haben. Es sind dies Eingänge in nach unten führende Höhlensysteme oder Trichterlöcher und Dolinen in den Bergen, die oft einen Wert von um die 800 bis 1500 Bovis aufweisen und damit ideale Orte sind, um mal »so richtig abzuladen«. An solchen Punkten hält man sich nicht allzu lange auf, es sind keine guten Schlafplätze für eine nächtliche Regenerierung.

Die eigentlichen Kraftorte mit hohen Bovis-Werten findet man oft an Stellen, wo frühere Völker Ritualplätze schufen. Die damaligen Menschen haben die Kraft des Kosmos und der Mutter Erde noch gespürt, beziehungsweise, es war ihnen wichtig, für ihre rituellen und medizinischen Handlungen Steinsetzungen, Tanzplätze und so weiter auf Kraftorte zu setzen. Durch ebendiese Handlungen wurden diese Plätze auch weiter aufgeladen. Es entstanden sogenannte Ley-Linien von den Pyramiden über Delphi bis nach Chartres und vielen weiteren Orten. Durch Steinsetzungen und rituelle Handlungen können Kraftorte auch von Menschenhand erzeugt werden. Steinkreise oder einzelne Steine, die wohl auf Akupunkturpunkten des Planeten gelegt wurden, sind auf der ganzen Welt zu finden.

Natürliche Kraftorte

Natürliche Kraftorte in der Natur sind oft markante Punkte, wie Felsformationen, Felsplatten, Bäume, Baumgruppen, Hügel, pyramidenförmige Erhebungen und so weiter, können aber auch verborgen sein und vielleicht durch eine spezielle Vegetation oder einen besonderen Baumwuchs auffallen. Die indianischen Schamanen sprechen von einer »alltäglichen« und einer »nicht alltäglichen Wirklichkeit«. Die nicht alltägliche Wirklichkeit ist weiter in Unter- und Oberwelt geteilt und von entsprechenden subtilen Wesenheiten bewohnt. Die alltägliche Wirklichkeit ist ein kleiner Teil der schier unendlichen nicht alltäglichen Wirklichkeit, die verschiedenste Abstufungen feinstofflicher bis geistiger Ebenen beherbergt. Während Öffnungen in unterirdische Höhlensysteme (mit tiefen Bovis-Werten) für den Schamanen Zugänge in die Unterwelt darstellen, sind heilige Plätze Verbindungspunkte zur feinstofflichen Oberwelt und geistigen Ebenen.

Die Oktaven mit ihrer sich auf- und abwärtsbewegenden Struktur von sieben Schwingungspunkten finden sich in der Natur zwischen einem tieffrequenten und hochfrequenten Punkt. Wenn die Bedingungen für eine siebenstufige Leiter erfüllt sind, sind die Schritte sehr gut zu spüren; dabei sind der bewusste Atem und das intuitive Wissen über den Mi–Fa-Schritt sehr hilfreich. Zwischen Mi und Fa der Dur-Tonleiter fehlt ein Halbton und die Schwingungsentwicklung wird verlangsamt. Mi–Fa zeigt sich in Ermüdungserscheinungen, leichten Fuß-, Knie- oder Hüftschmerzen, Ungleichgewicht im Herz-Kreislauf, Stimmungsschwankungen, Hindernissen in der Umgebung und vielem mehr. Mit etwas Übung genügt meist schon eine einmalige Wanderung im Gebiet, um die Punkte zu erkennen und mit dem bewussten Atem eine wundervolle transformative Oktave zu durchsteigen, die man nach Belieben immer wieder aufsuchen kann, um seine innere Arbeit zu unterstützen. Je nach innerem Impuls beginnt man dabei mit Do nach Ti oder Ti nach Do. Da Evolution immer eine Richtung hat, ist man eher gewohnt, eine aufsteigende Linie zu untersuchen. Beide Energien schwingen sich jedoch immer in beide Richtungen gleichzeitig hinauf und hinunter, nur können wir nicht zwei Richtungen gleichzeitig begehen.

Seiten 114–116: Kraftorte in den Alpen

Seite 116 unten: Eine Chanting-Meditation an einem Bergbach (mit Blick den Bach hinunter) ist reinigend und abladend

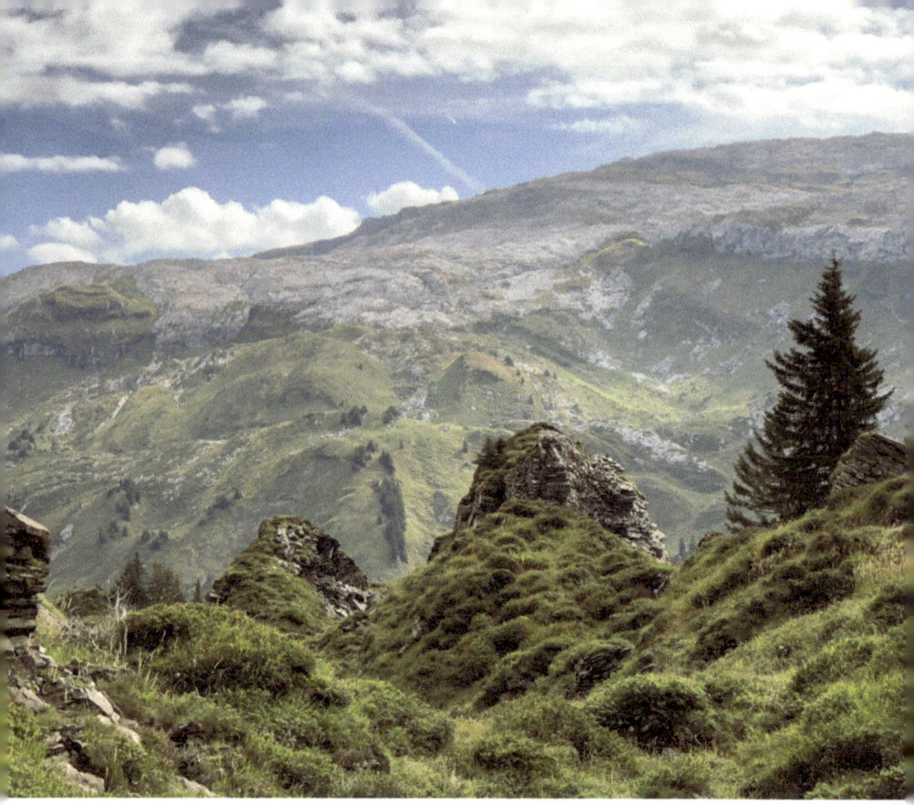

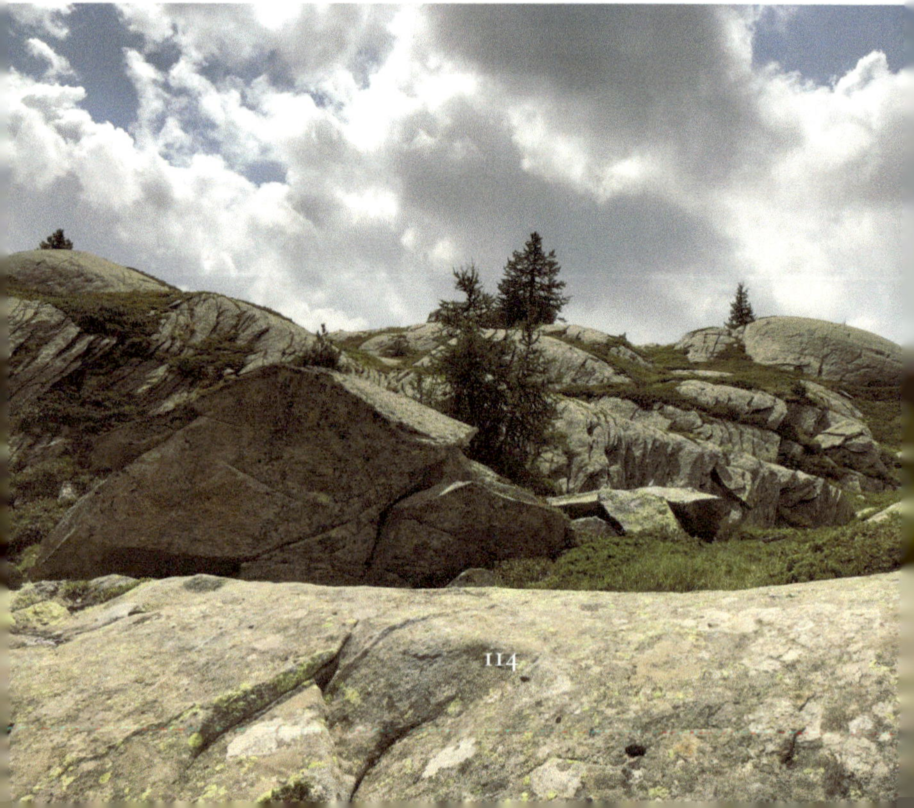

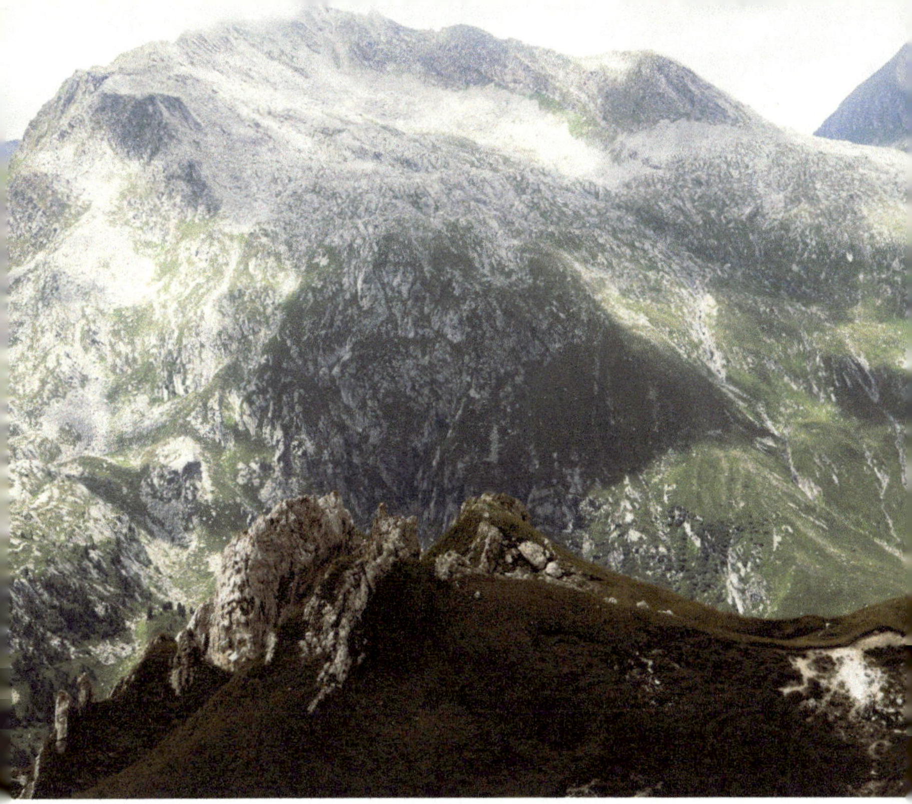

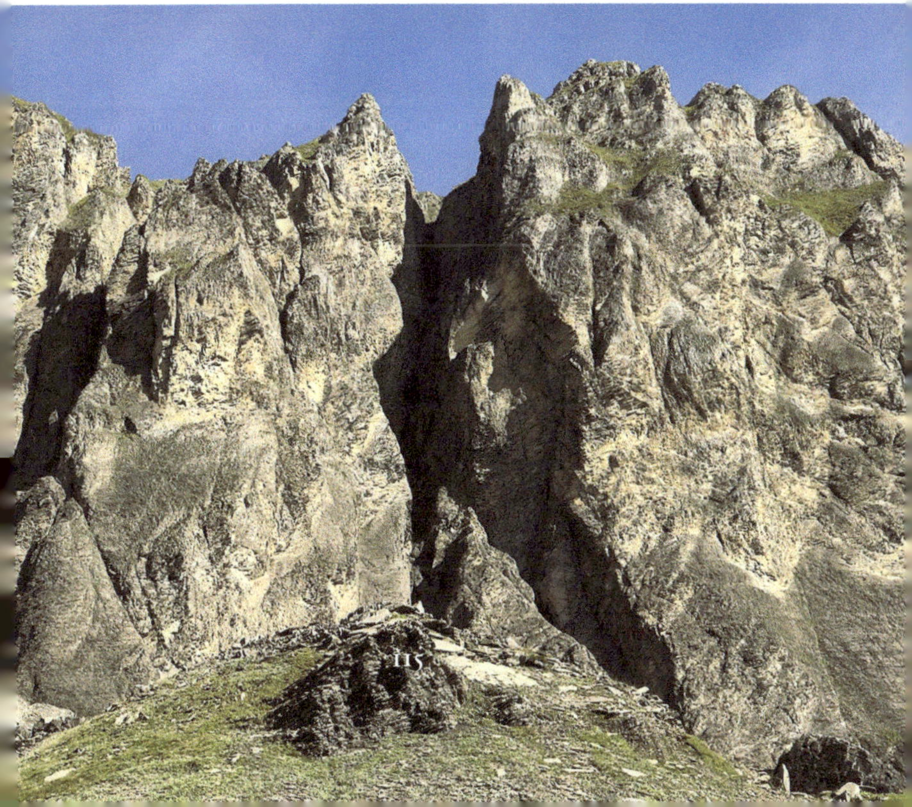

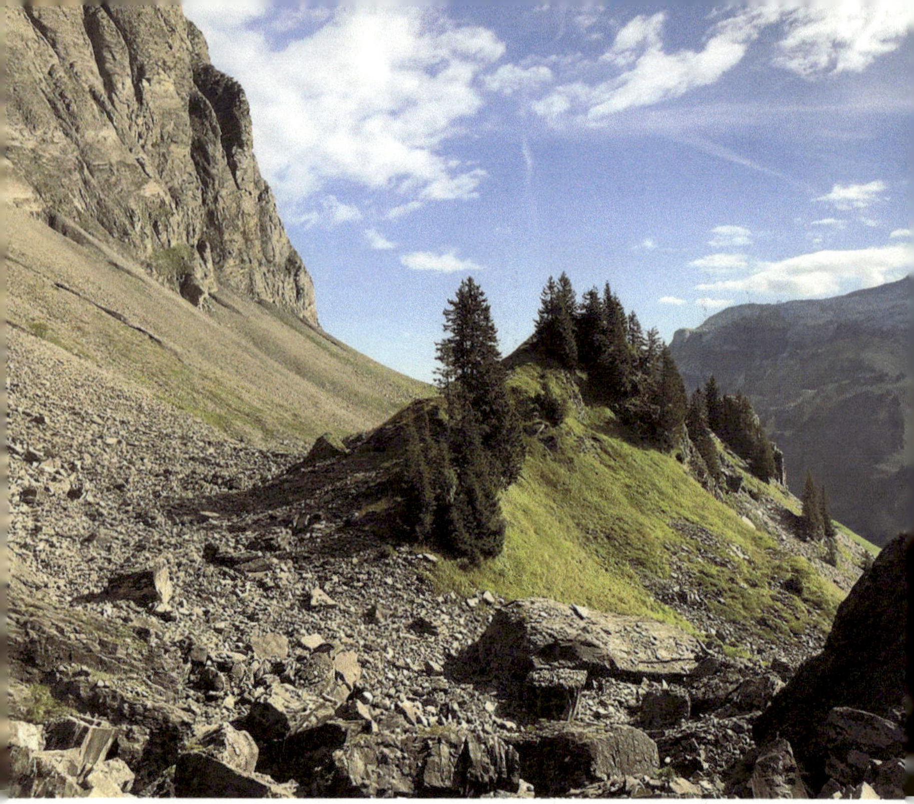

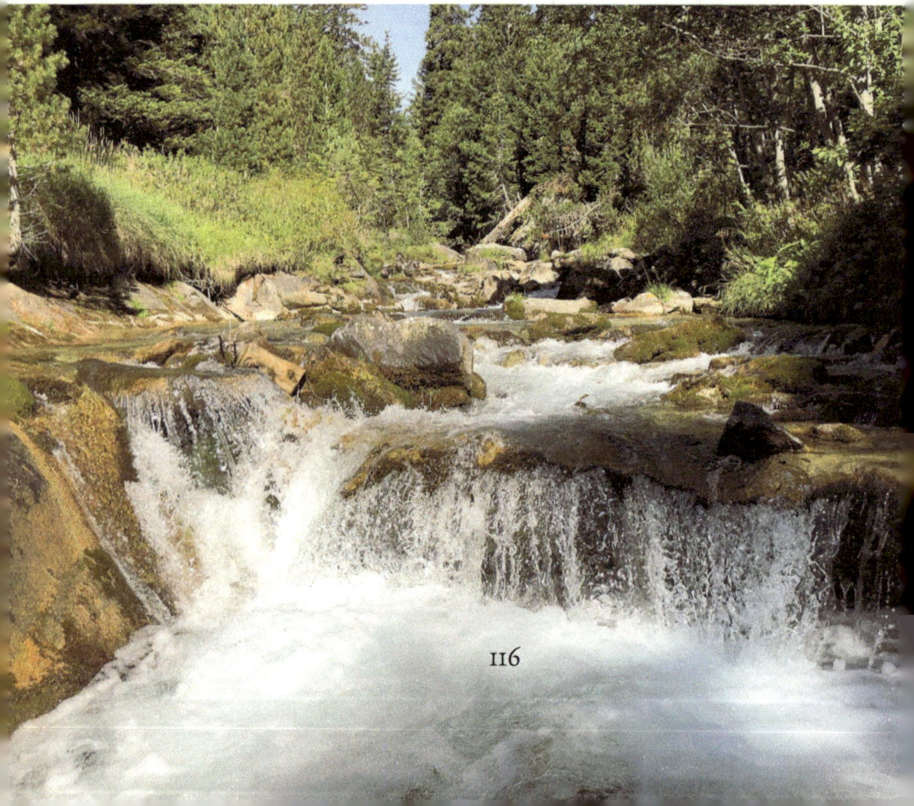

Eine Naturoktave im Lukmaniergebiet der Tessiner Alpen

Die Quellen an der Ostflanke des Pizzo dell l'Uomo versickern durch Dolinen (Bild oben) in ein unterirdisches Höhlensystem, und nach ungefähr einem Tag tritt das Wasser gesammelt als «Sorgente del Brenno» aus einer großen Felswand am Talboden. Der Austritt an der Felswand (Bild unten) ist ein bekannter Kraftort mit über 20000 Bovis, wohingegen die Dolinen über dem Höhlensystem sehr tiefe Bovis-Werte (unter 1000) aufweisen. Hier sind Chanting-Meditationen geeignet, um loszulassen, etwas abzuladen oder etwas zu erlösen. Ein neutraler Bovis-Wert liegt bei 6500. Das ganze etwa vier Quadratkilometer große Gebiet beherbergt eine Vielzahl an Dolinen und Trichterlöchern. Die Chanting-Meditation an aufladenden und abladenden Plätzen innerhalb einer Oktavenwanderung kalibriert die feinstofflichen Körper und den physischen Körper für die Wahrnehmung der Qualität eines Ortes (siehe auch CLAUDIO ANDRETTA: *Orte der Kraft im Tessin,* Aarau und München: AT Verlag, 2015.)

Fotografien auf den folgenden beiden Doppelseiten:

Seite 118: Do. Die Doline über dem Höhlensystem (1000 Bovis)

Seite 119 oben: Die Quelle «Sorgente del Brenno» unterhalb des Höhlensystems (20000 Bovis)

Seite 119 unten: Große Doline mit Blick auf die ganze Naturoktave von sieben Stufen (Do Re Mi Fa So La Ti). Der markante Felsvorsprung oben rechts der Mitte auf dem Kamm ist das Ti. Die weglose Rundwanderung, ausgehend vom Passo di Lucomagno (Lukmanierpass), dauert inklusive einer Chanting-Meditation an den Kraftorten zwischen drei und vier Stunden (siehe Karte). Voraussetzung: Trittsicherheit, gute Ausrüstung mit Wanderschuhen, langen Hosen und Regenschutz. Der Ti-Felsen wird auf seiner rechten Seite umwandert und von der Krete aus gut erreicht

Seite 120 oben: Fa So La Ti der Naturoktave in einem Bild. Fa (kleiner Baum auf Felsen in der Bildmitte), So und La (die zwei kleineren Felsformationen unterhalb des Ti) und Ti (großer Fels in der oberen Mitte des Bildes)

Seite 120 unten: Re. Kraftort an einem der Quellbäche an der Ostflanke des Berges

Seite 121: Mi der Naturoktave

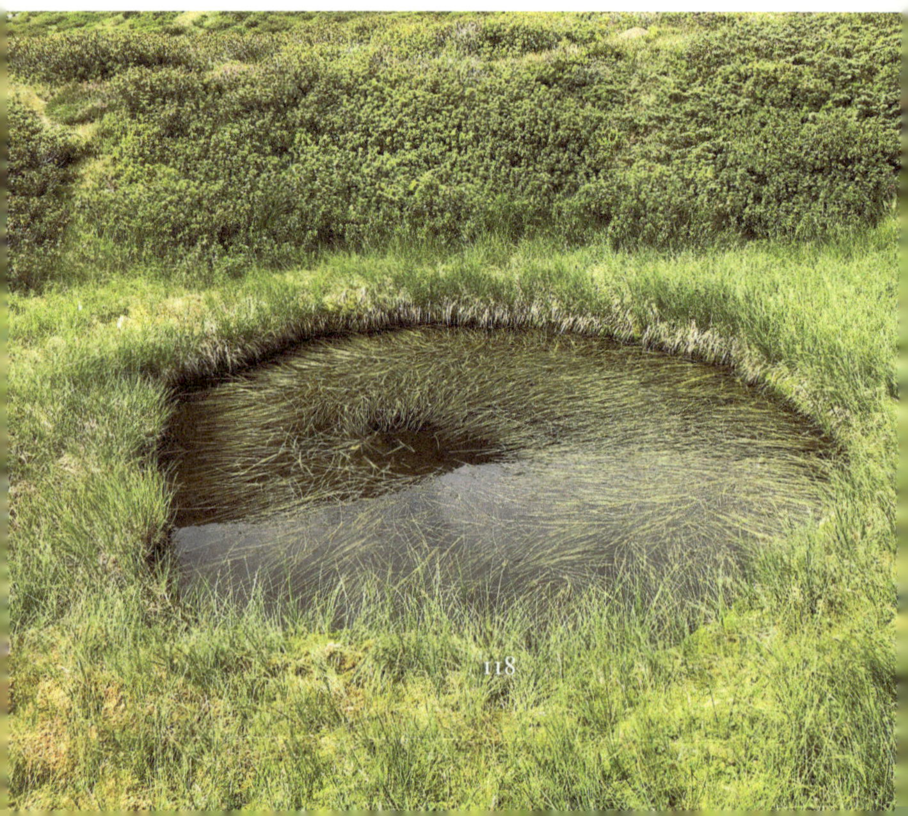

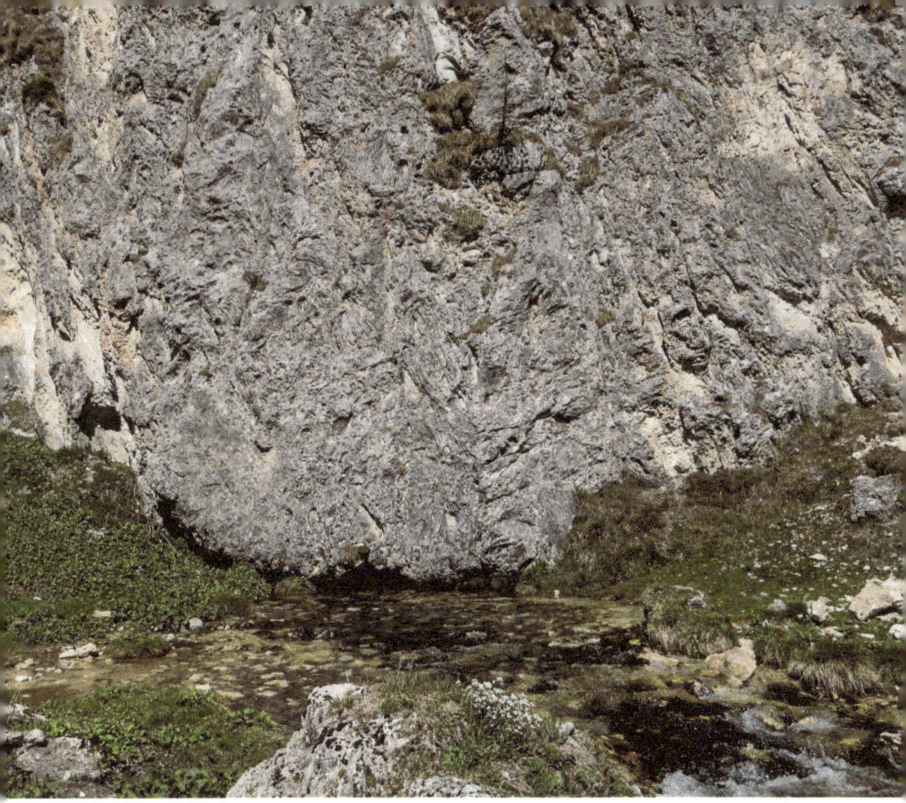

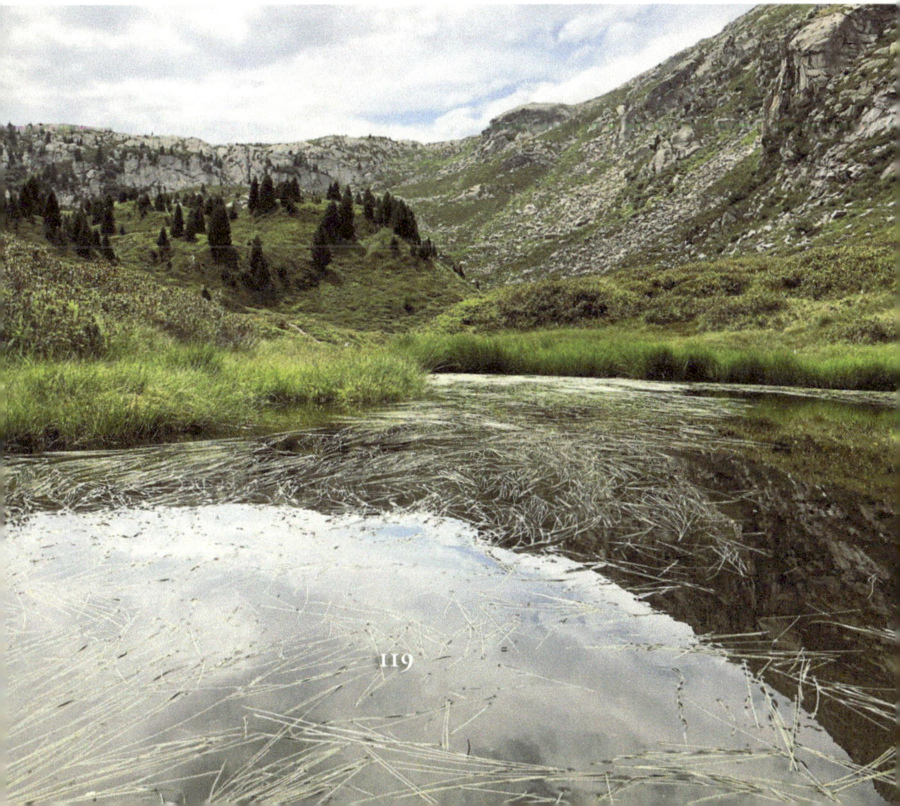

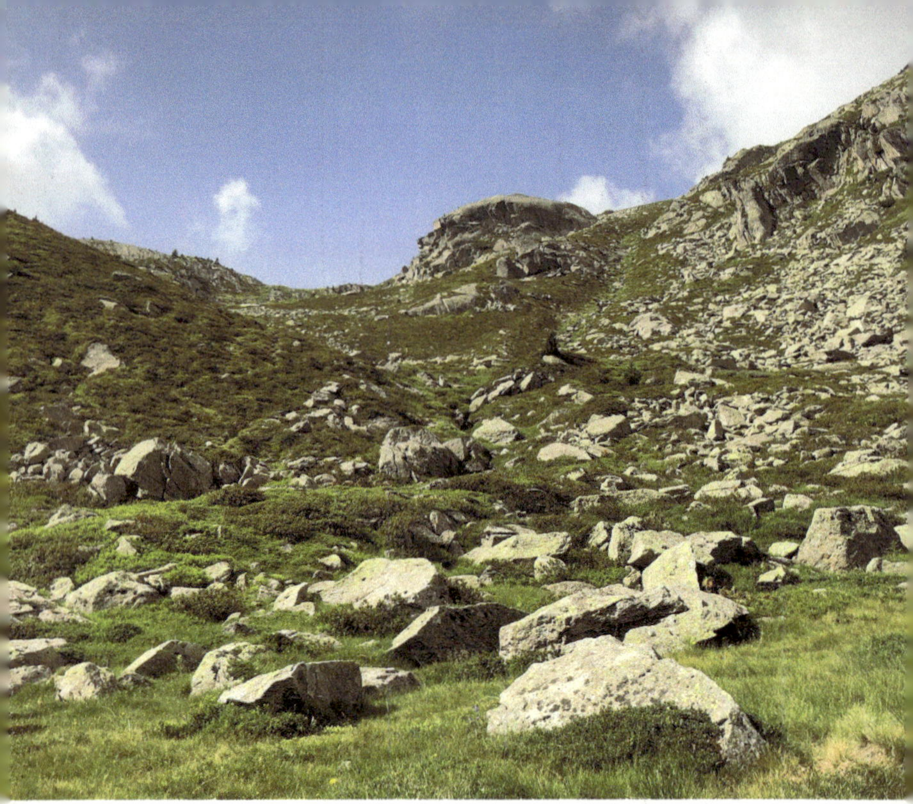

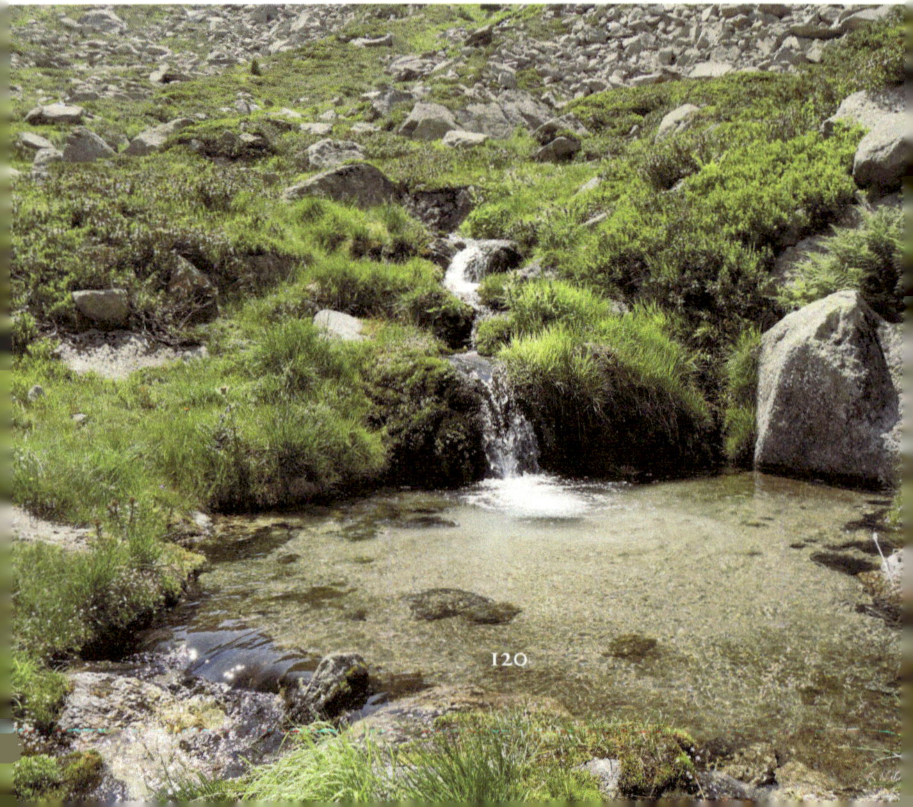

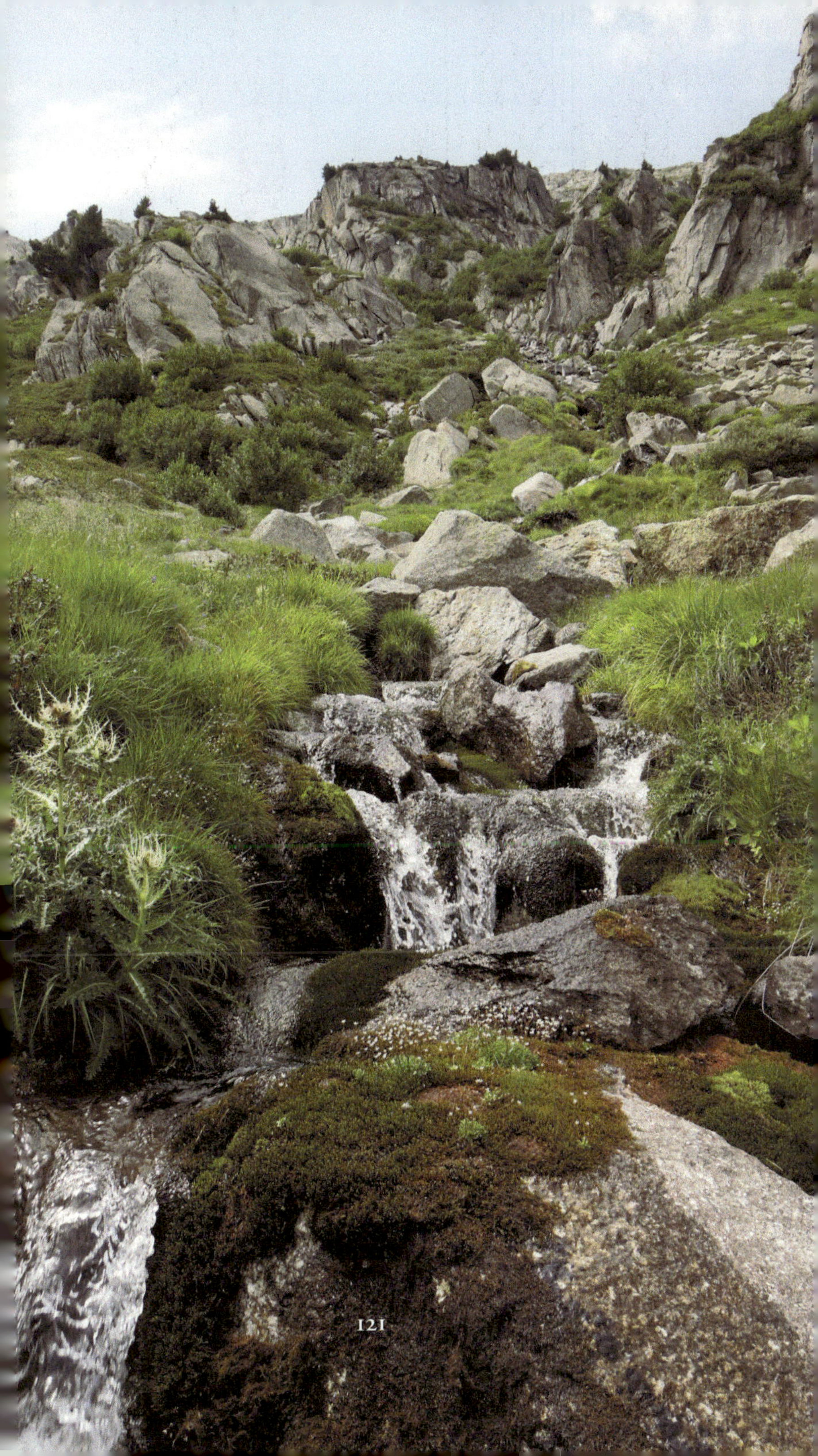

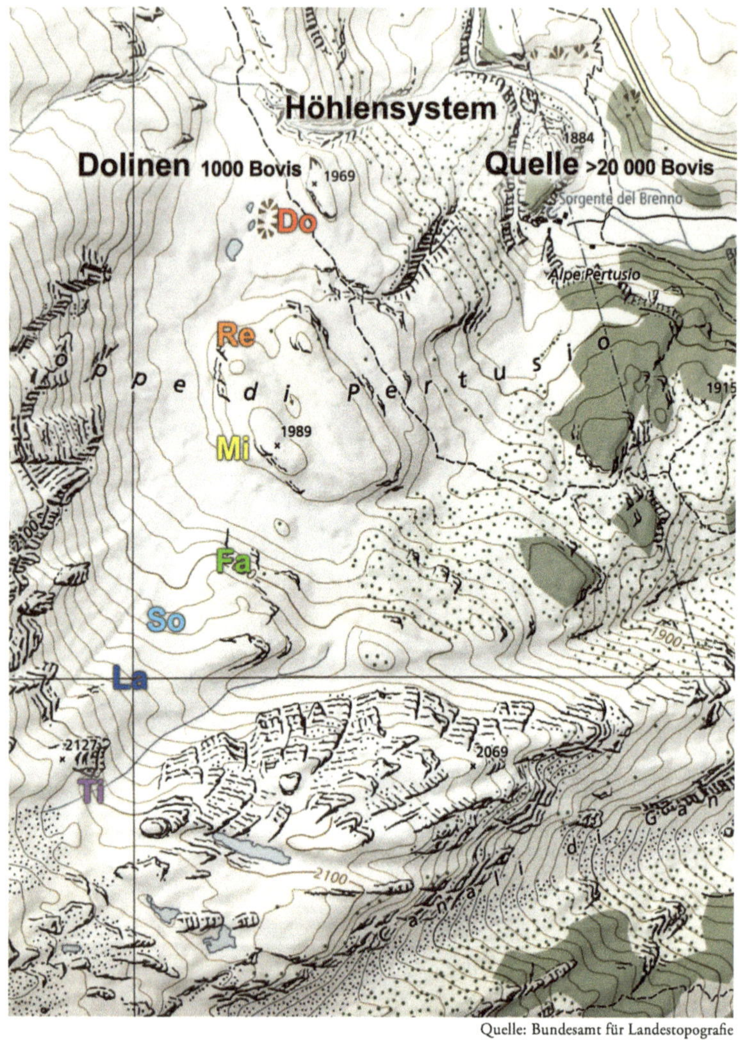

Quelle: Bundesamt für Landestopografie

Der Lukmanierpass liegt etwa eine Stunde nordwärts der Dolinen (Do der Oktave)

Die Oktave des Kreuzweges am Beispiel eines Kraftortes im Tessin

Ein Kreuzweg beschreibt den Leidensweg Christi von der Verurteilung bis zur Kreuzigung und Auferstehung. Meistens ist diese Wegstrecke in vierzehn kleinen Kapellen oder Bildstöcken dargestellt (Doppeloktave), seltener sind es sieben oder fünfzehn, wobei die fünfzehnte Station meist wieder eine Kirche oder grössere Kapelle ist, wie auch am Anfang des Kreuzweges oft eine Kirche steht.

Die Chiesa dei Santi Pietro e Paolo in Biasca und der Kreuzweg bis zur Kapelle Santa Petronilla markieren ein großes Kraftfeld mit enormem Transformationspotenzial. Diesen Weg sind schon Abertausende im Gebet gegangen und haben den Ort weiter energetisiert. Der 1799 eingeweihte Kreuzweg wurde aber schon in vorchristlicher Zeit von den Römern und Kelten benutzt, da auch die Umgebung der Kapelle Santa Petronilla und der Bach selbst sehr hohe Bovis-Werte aufweisen, wie auch der Felsen, auf dem die Kirche Santi Pietro e Paolo steht. Es wurden bei beiden Kirchen keltische Ritualplätze gefunden. Claudio Andretta beschreibt in seinem empfehlenswerten Buch *Orte der Kraft im Tessin* (AT Verlag) auch Naturchakren und Energiekanäle in dieser Felsenflanke, die zu erkunden wertvoll sind.

Einstimmung

Von der Kirche San Carlo aus führt ein steiler Steinweg zur Chiesa dei Santi Pietro e Paolo hinauf, der langsam und gesammelt begangen wird. Bei der oberen Kirche angekommen, hält man für eine kurze Meditation beim Altar oder außen bei der Apsis inne, bevor rechts am Hang der Kreuzweg mit der ersten Bildkapelle beginnt.

Ich begehe den Kreuzweg mit Chakra-Chanting und Gebet. Während ich leise chante, den Atem im Chakra platziere und in die Öffnung ausatme und chante, bete ich innerlich. Das Gebet kann ganz individuell sein. Ein Gläubiger aus der Ostkirche würde vielleicht ein rhythmisches Repetitionsgebet wie »Herr Jesus Christus erbarme dich meiner« oder ein anderes Gebet mit dem Rosenkranz innerlich rezitieren. Andere werden sich vor allem im Atem, in Meditation und Chakra-Chanting sammeln (siehe Kapitel »Scale Chanting«, Seite 39, und »Das Gesetz der Oktave«, Seite 95).

Um eine spürbare Transformation des Bewusstseins zu erfahren, geht man am besten folgendermassen vor: Beim ersten Bildstock sammelt man sich im Wurzelchakra und chantet ein ***uh*** auf dem Ton G = 96 Hz (empfohlene Referenz-Musik: Mono Soma: *14 Worlds*). Während man vielleicht auch innerlich betet, erspürt man für einige Minuten den Ort und seine Umgebung und nimmt sich selbst wahr (mit dem inneren Zeugen, *turiya,* siehe Seite 158).

Do	1. Bildstock	G	= 96 Hz	***uh***	Wurzelchakra
Re	2. Bildstock	A	= 108 Hz	***òh***	Nabelchakra
Mi	3. Bildstock	H	= 121 Hz	***óh***	Solarplexuschakra
Fa	4. Bildstock	Cis	= 136 Hz	***ah***	Herzchakra
So	5. Bildstock	D	= 144 Hz	***eh***	Halschakra
La	6. Bildstock	E	= 162 Hz	***ih***	Stirnchakra
Ti	7. Bildstock	Fis	= 182 Hz	***mh***	Scheitelchakra

Beim achten Bildstock gibt es zwei Möglichkeiten, in den Oktaven weiterzugehen: Dieser Bildstock kann ein Do einer zweiten aufsteigenden, evolvierenden Oktave sein (Do Re Mi Fa So La Ti) oder aber das hohe Do einer absteigenden, involvierenden Oktave (Do Ti La So Fa Mi Re). Das achte Chakra platziere ich in einem Feld über dem Kopf und das Scheitelchakra ein klein wenig über der Schädeldecke beim neunten Bildstock. Zehn ist dann La, elf ist So, zwölf ist Fa, dreizehn ist Mi, vierzehn ist Re, und die Kirche Santa Petronilla nach der Steinbrücke ist das tiefe Do. In den feinstofflichen *nadi* (vergleiche Seite 127) entlang der Wirbelsäule läuft die Lebensenergie natürlich immer gleichzeitig nach oben und unten durch die Chakrenpunkte. Für die Chanting-Meditation müssen wir uns in eine Richtung bewegen und uns dem Zeitkontinuum beugen.

Beim erstmaligen Begehen eines Kreuzweges auf diese Weise sei die zweifach aufsteigende Oktave empfohlen (Do Re Mi Fa So La Ti, Do Re Mi Fa So La Ti) und erst mit etwas Übung evolvierende und involvierende Oktaven. Nach einer Oktaven-Meditation ist es wichtig, gut nachzuspüren und die Transformation wirken zu lassen.

Abschluss

Eine Meditation auf einem der folgenden Kraftplätze: (A) Platz vor der Kapelle Santa Petronilla. (B) Große Kastanie (Wächter) gerade bei der Brücke. (C) Zwischen Kapelle und Kastanie gelangt man zum Bach mit großen natürlichen Wasserbecken, die eine sehr hohe Energie aufweisen; besonders das Becken mit einem großen Stein in der Mitte und das Becken zuhinterst beim kleinen Wasserfall oder einer der drei hintereinander liegenden Felsen rechts in Fließrichtung sind sehr stark.

Im Sommer gibt es, wegen des Wasserfalls und der natürlichen Wasserbecken, sehr viele Badetouristen; frühmorgens ist also eine gute Zeit für die Meditation. Im Winter hingegen ab zwölf Uhr mittags, wenn die Leute essen und gleichzeitig die ersten Sonnenstrahlen an diesen Hang scheinen.

Der steile Hang voller hochgewachsener Erikas hinter der Chiesa dei Santi Pietro e Paolo ist ebenfalls ein ganz besonderer Kraftort, der etwas versteckt sieben keltische Kultplätze mit ganz bestimmten geistigen Informationen beherbergt. Wer sich speziell für Kraftorte alter Völker, Naturtempel, Elementarwesen und geistige Wesenheiten interessiert, sei auf Jörg-Michael Janke, Manolo Piazza und Claudio Andretta von GeoVita verwiesen, deren Seminare einen hohen transformativen Wert in der Selbstfindung vermitteln (www.geo-vita.ch ist die Webseite der Vereinigung von Geomanten und Heilern im Tessin).

Fotografien auf der folgenden Doppelseite:

Seite 126: Chiesa dei Santi Pietro e Paolo in Biasca

Seite 127 oben: Auf dem Kreuzweg, ausgehend von der Chiesa dei Santi Pietro e Paolo in Richtung Kapelle Santa Petronilla

Seite 127 unten: Steinbrücke am Ende des Kreuzweges von der Kapelle Santa Petronilla aus gesehen mit Bildstock 14 (rechts der Brücke)

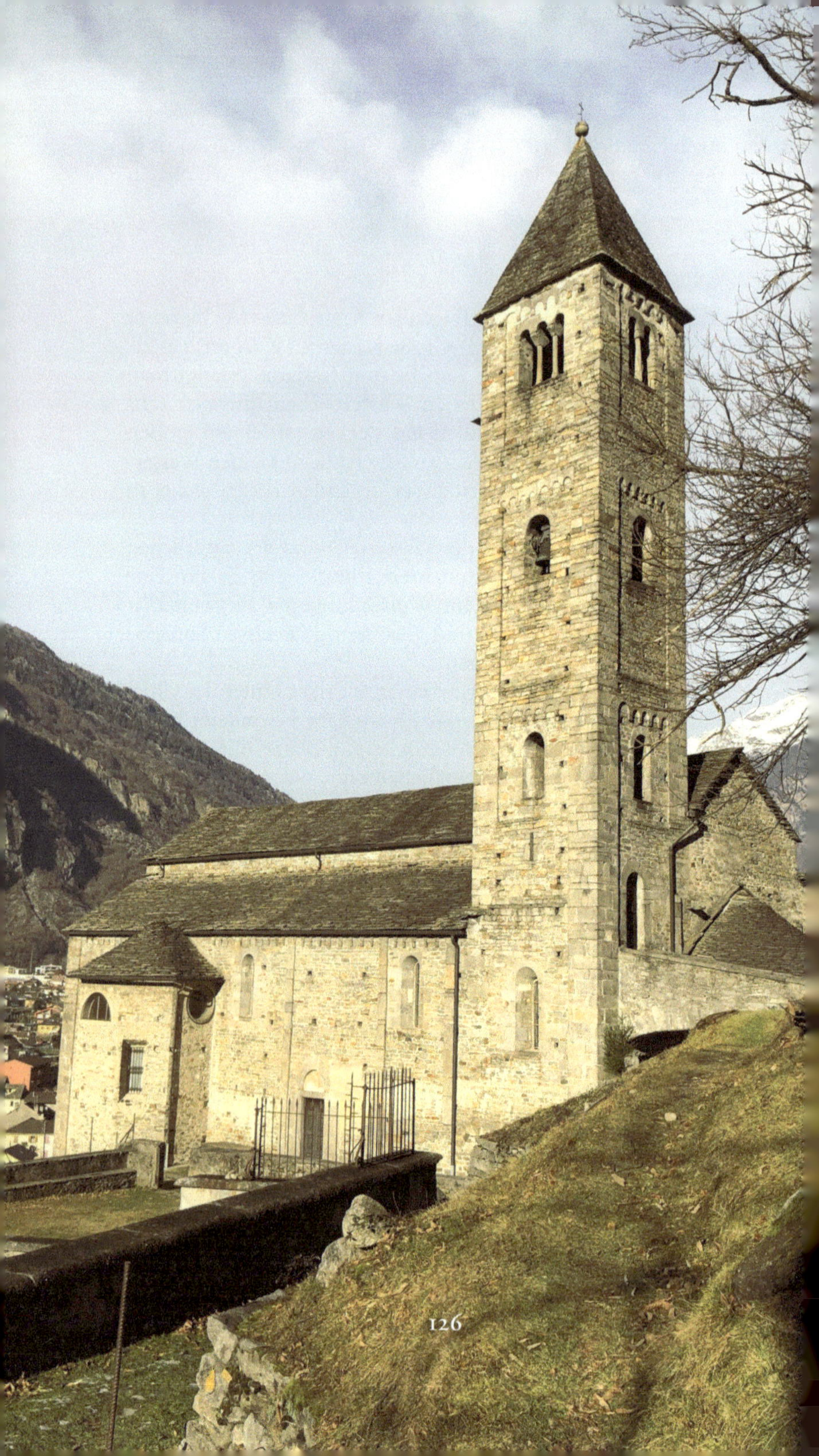

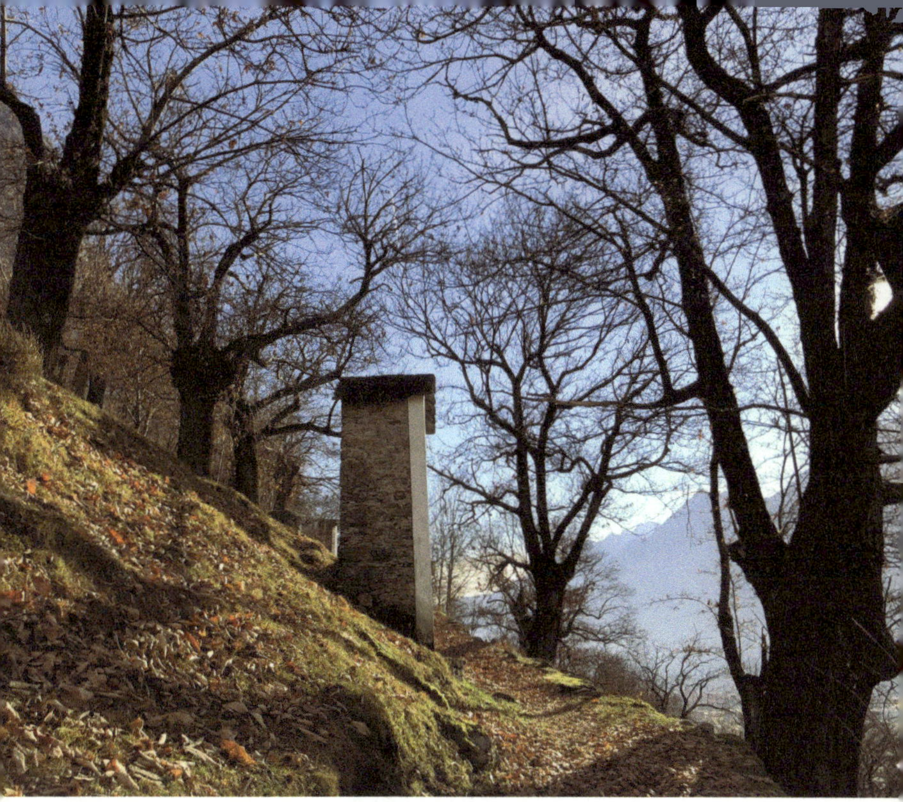

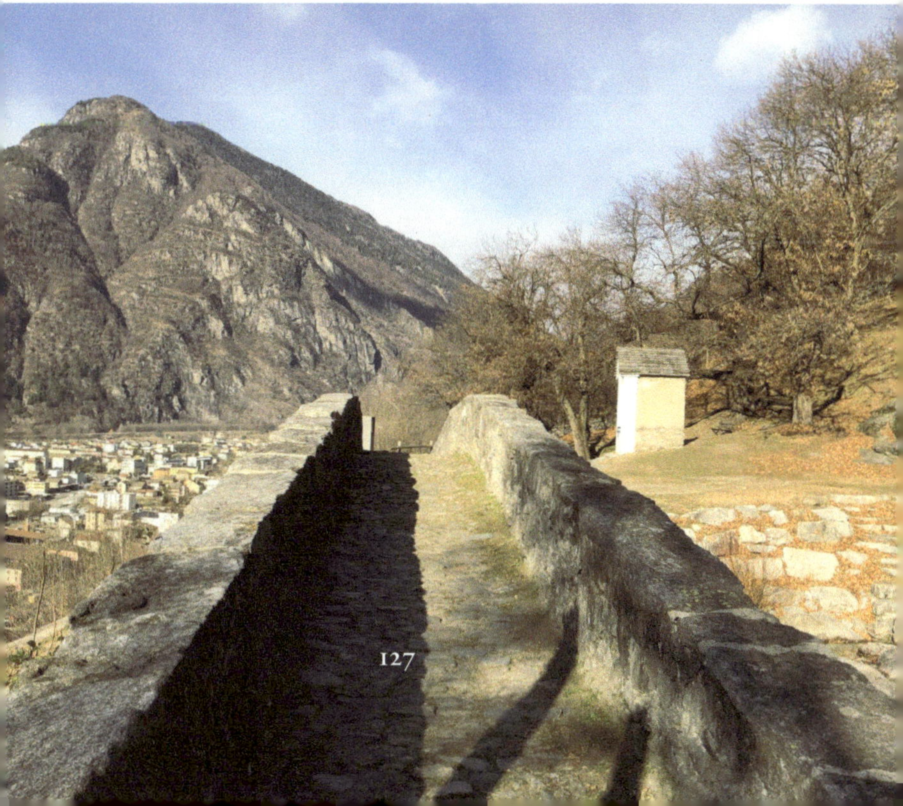

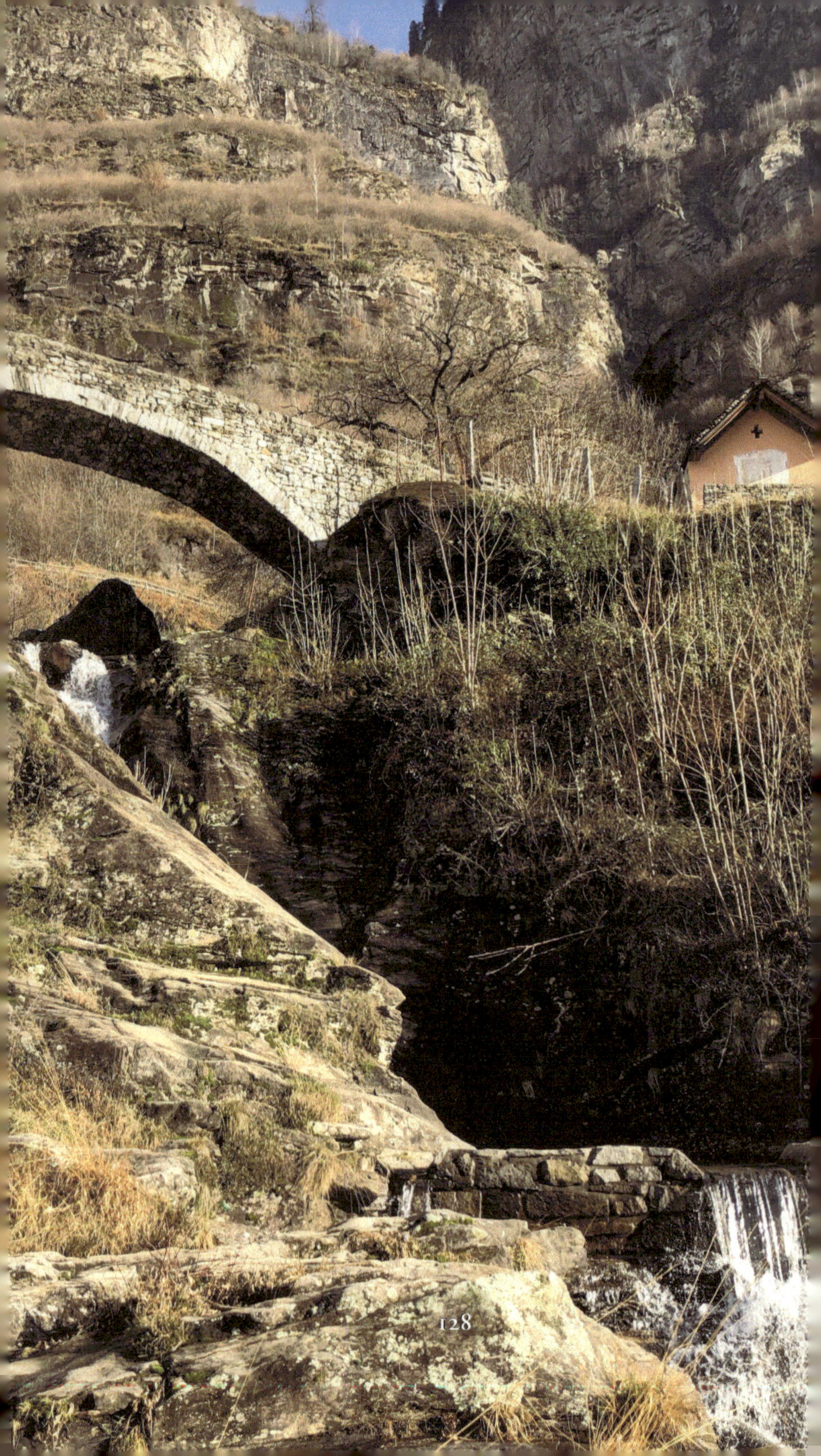

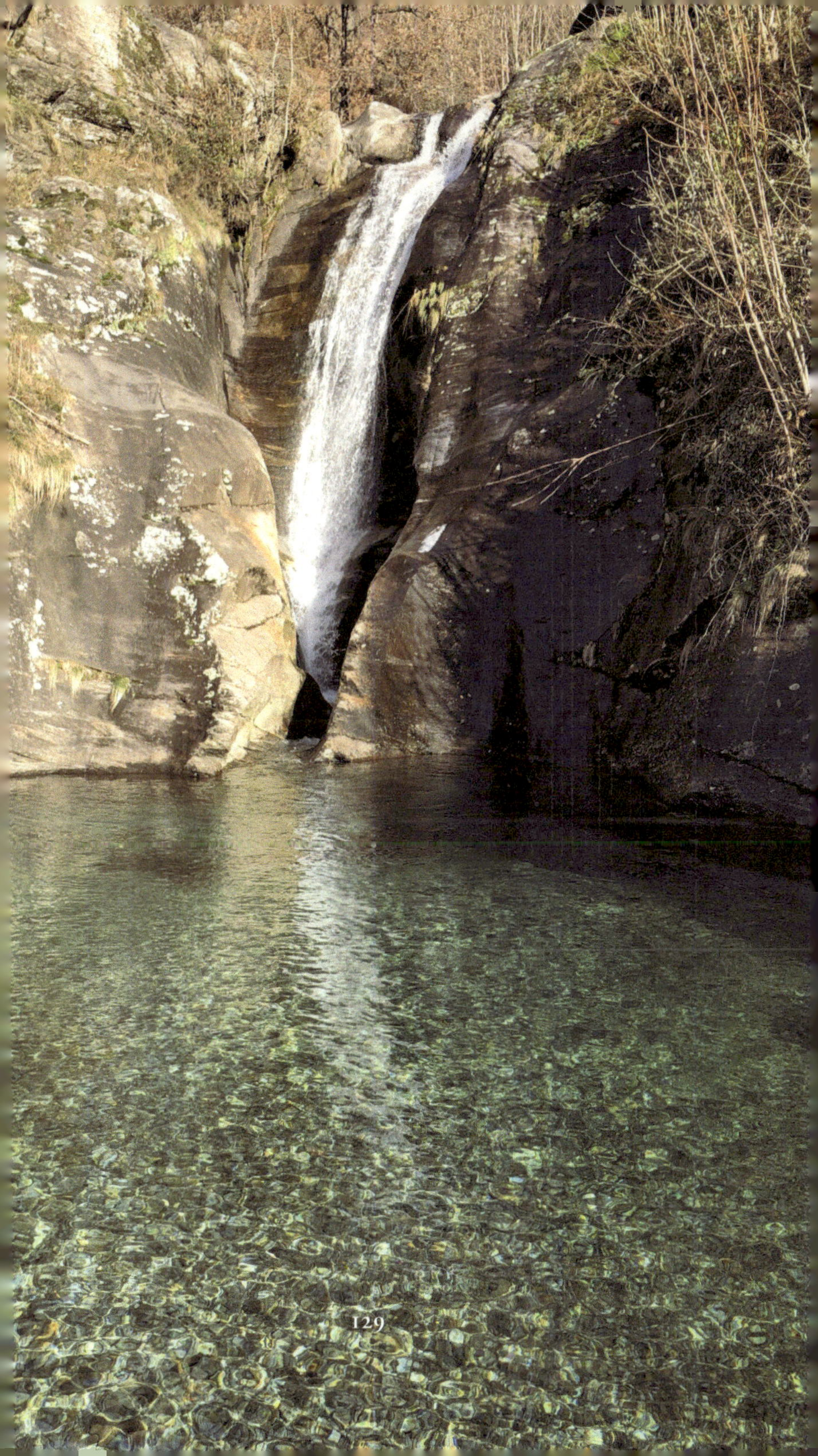

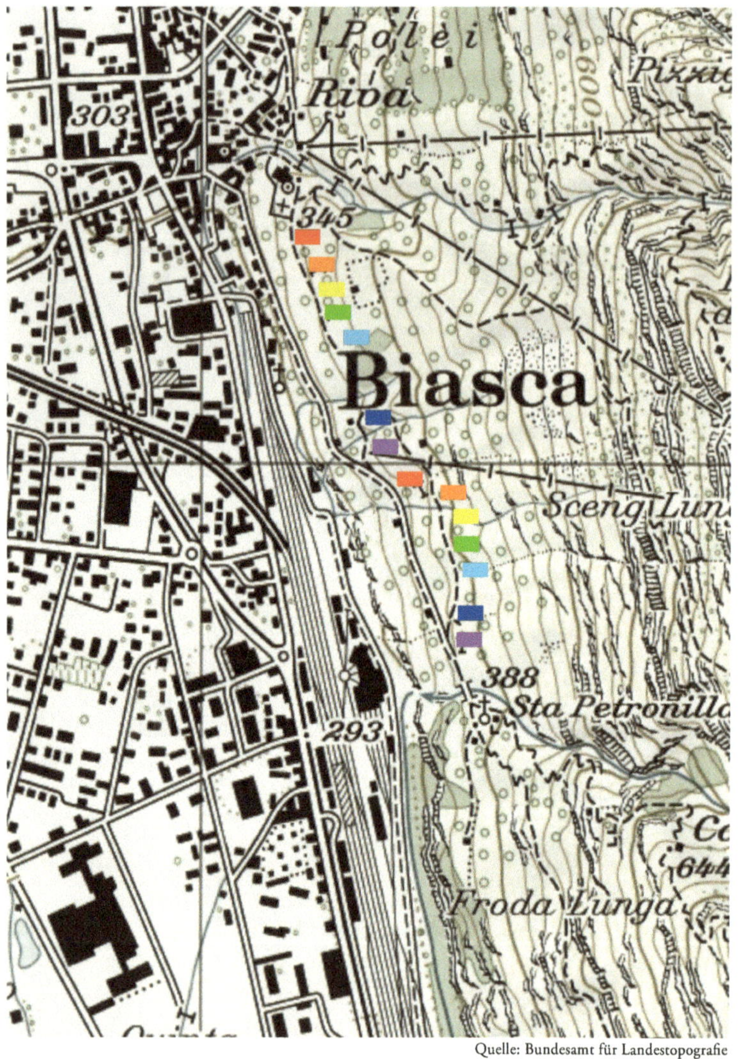

Quelle: Bundesamt für Landestopografie

Fotografien auf der vorhergehenden Doppelseite:

Seite 128: Steinbrücke und Kapelle Santa Petronilla

Seite 129: Einer der vielen Wasserfälle des Seitentales zur Riviera und zum Bleniotal

Naturtöne und die Kraft der Obertonreihe

Eine der übergeordneten Gesetzmäßigkeiten der physikalischen und der geistigen Welt ist wie beschrieben das Gesetz der Oktave. Die halbe beziehungsweise doppelte Schwingungsrate eines Klanges hat die gleiche Essenz wie der Ursprung. Die esoterische, bis auf das alte Ägypten zurückreichende Sicht dieses Gesetzes beschreibt, dass die Evolution in eine obere Oktave beziehungsweise die Involution in eine untere Oktave in sieben Schritten stattfinden. Sie lassen sich auf die Tonleiter übertragen: Do–Re, Re–Mi, Mi–Fa, Fa–So, So–La, La–Ti, Ti–Do. Diese Oktavenwelten sind hierarchisch geordnet. Das Fein- beziehungsweise Schnellschwingende ist höher als das Langsamschwingende. Die Schöpfung ist eine Hierarchie, die sich aus feinsten (schnellen) Schwingungen bis hin zu groben materialisierten Schwingungen aufbaut. Jeder Einzelton besteht wiederum aus einer fast unendlichen Zahl von Ober- und Untertönen, die in ganzzahligen Proportionen zueinander stehen.

Die Naturtöne, die vor allem mit Stimme, Flöte und Saiteninstrumenten hörbar gemacht werden können, bestehen aus einer Oberton- und einer sich spiegelnden Untertonreihe. Vom C aus erklingen die ersten Töne der Obertonreihe wie folgt, sie beschleunigen ihre Schwingung bis ins Licht:

> C C' G C'' E G B C''' D E Fis G A B H C'''', dann Halbtonschritte bis C''''', dann Vierteltonschritte bis C'''''' und so weiter.

Die Obertonleiter ist die Zusammenfügung der Obertonreihe in einen Oktavraum: C D E Fis G A B. Kombiniert mit der sich spiegelnden Untertonreihe entstanden in der griechischen Antike, speziell durch Pythagoras, die verschiedenen Sieben-Tonleitern mit F und H wie die Dur-Tonleiter C D E F G A H. Im Obertonsingen entdeckt man erst einmal den Dreiklang in der dritten Oktave und den Anfang der Dur-Tonleiter in der vierten Oktave. Weiter erscheint der vollständige Dominantseptakkord in der dritten Oktave C E G B. In der Mongolei gibt es übrigens Obertonsänger, die bis zu dreißig Obertöne singen können.

Im Folgenden stelle ich Ihnen Techniken des Obertonsingens vor, mit denen Sie experimentieren können.

Übung

Das Obertonsingen

- Beginnen Sie damit, sich ein oder zwei Minuten lang einzusingen oder einzutönen.
- Im Wechsel tönen Sie nun *l* und *n: l–n–l–n–l–n–l–n… l–n–l–n–l–n–l–n… l–n–l–n–l–n–l–n.*
- Dann lösen Sie abwechselnd die Zunge vom Gaumen und legen sie wieder an, lallen Sie mit den Vokalen: *ill–ill–ill–ill–ell–ell–ell–ell–äll–äll–äll–äll–all–all–all–all–öll–öll–öll–öll–oll–oll–oll–oll–üll–üll–üll–üll–ull–ull–ull–ull–ull.*
- Legen Sie die Zunge nun breit an den hinteren Gaumen: *ing–ing–ing–ing–ing–ing… eng… üng… öng… ang… ong… ung.*

Nun kommen wir zu den Techniken der Obertonerzeugung.

- *Die l-Technik*
  Während des Tönens von *l* legen Sie die Zungenspitze in Intervallen von etwa einer halben Sekunde an den höchsten Punkt des Gaumens und nehmen Sie wieder weg. Dabei lassen Sie die Luft durch den leicht geöffneten Mund entweichen.

▶ *Die i-ü-Technik*
In der Zungenposition des ***n*** gehen Sie zu einem ***i*** über und formen die Lippen so langsam wie möglich von ***i*** nach ***ü*** und nach ***u***. Der Mund ist dabei ganz leicht geöffnet. Visualisieren Sie, dass Sie eine Traube unter der Zunge halten.

Die l- und die i-ü-Technik wirken auch mit einseitigem Luftdurchlass, indem die Zunge auf eine Seite geschoben wird, wo sie den Luftstrom behindert.

▶ *Die oui-Technik*
Singen Sie so langsam wie nur möglich ***oui*** (französisch).

▶ *Die you-Technik*
Singen Sie so langsam wie nur möglich ***you*** (englisch).

▶ *Die miau-Technik*
Singen Sie so langsam wie nur möglich ***miau***.

▶ *Die Zunge-auf-Unterlippe-Technik*
Legen Sie die Zunge auf die Unterlippe und singen Sie langsam von ***i*** über ***ü*** nach ***u***, ohne die Zunge zurückzuziehen.

▶ *Die Harry-and-bird-Technik*
Tönen Sie mit einem texanischen Akzent ***Harry*** oder ***bird*** und bleiben Sie auf dem ***r***.

▶ *Die Maultrommel-Technik*
Pressen Sie die Zunge hinten an den Gaumen und lösen Sie sie immer wieder leicht, während der Mund die Stellungen der verschiedenen Vokale improvisiert.

▶ *Die ng-e-Technik*
Pressen Sie die Zunge hinten an den Gaumen und tönen Sie von ***ng*** nach ***e***, während sich die Lippen über ***ü*** und ***u*** nach ***o*** formen.

▶ *Die quand-Technik*
Die Obertöne 1, 2 und 3 werden am einfachsten erzeugt, indem Sie ***quand*** (französisch) singen und von der Silbe ***qua*** aus so langsam wie möglich ein geschlossenes, hinten in der Mundhöhle erzeugtes ***ò*** bilden. Dabei hilft es, die Lippen langsam zu einem Kreis zu formen.

Die Welt ist Klang: Schöpfungsspirale der Aborigines (Musée Quai Branly, Paris)

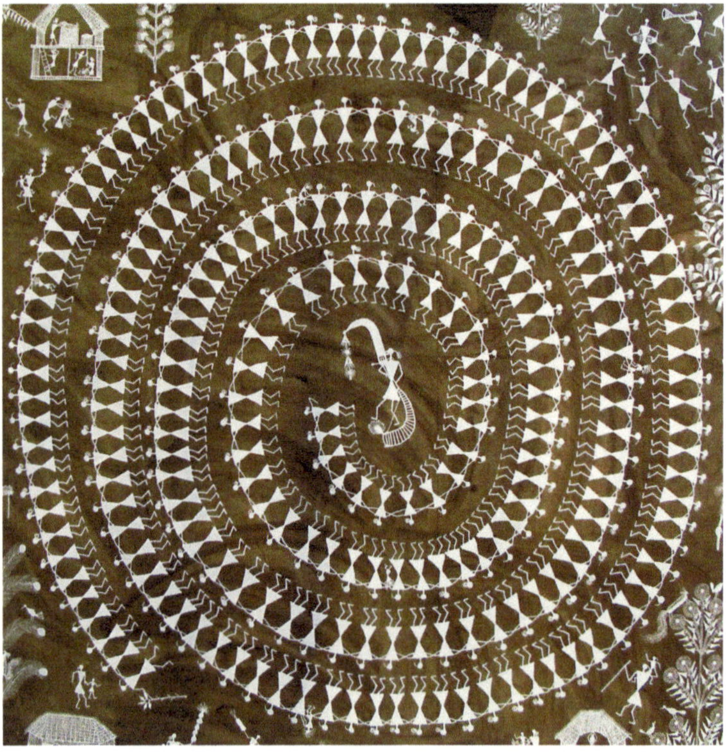

Klangmeditation

Das Auge ist der Spiegel der Seele, das Ohr ist das Tor zur Seele. So heißt es in den Veden. Und: Bring deinen Geist heim, lass los und entspann dich, sagte Sogyal Rinpoche. Auch das kann als Motto für Klangmeditationen dienen. Bring deinen Geist heim: Das ist das achtsame und ruhige Verweilen. Lass los: Angst und Begierde entspringen dem greifenden Geist, und alles Greifen kann vom Herzen gelöst werden, in der Meditation. Entspann dich: Wir lockern weitherzig die Verkrampfung des Geistes.

Einem Wasserfall zuhören heißt, alle Möglichkeiten von hörbaren Schwingungen gleichzeitig aufzunehmen. Dieses »Getöse« wird in der Physik »weißes Rauschen« genannt. Es erklingen alle möglichen Frequenzen miteinander. In der Meditation hören wir den feinen Wind unseres Atems. Auch in diesem Luftstrom sind viele Töne verborgen. Wind und Wasser – beide Hörerlebnisse können tiefe Ebenen im Menschen anklingen lassen. Wir sind aus Geist und Wasser erschaffen. Wenn Wasser und Geist in Bewegung geraten, geht es auf die große Hochzeit zu. Wer von Wasser und Geist getrieben wird, der ist Gottes Kind, er oder sie ist in Bewegung gesetzt. Doch der Geist weht, wo er will – kein Halten, kein Geistbesitzstandsrecht ist möglich; schon die Bibel weiß darum.

Jede menschliche Stimme ist in ihrer Zusammensetzung der Frequenzen so einmalig wie die äußeren Proportionen eines Gesichts. Jede Stimme und jedes Instrument hat ein ganz eigenes Spektrum von Obertönen. Durch dieses individuelle Obertonspektrum erkennt das (geübte) Ohr jedes Instrument und jede Stimme sofort wieder. Wie die Vokale lassen die Instrumente verschiedene Ebenen in uns anschwingen. Besonders tief geht dieses Anschwingen, wenn das Bewusstsein ganz in den Klang hineinhört, sich bis zu einem gewissen Grad sogar darin verliert.

In der Meditation lernt man eine Instanz kennen, die als »Zeuge« oder »Beobachter« bezeichnet wird. Es ist ein Teil unseres Bewusstseins, der ganz im gegenwärtigen Moment seinen Platz einnimmt und darüber wacht, dass der Meditierende sich nicht in Gedanken, Gefühlen oder körperlichen Wahrnehmungen zerstreut. In der Meditation ist das Gegenteil von Zerstreuung nicht Konzentration, sondern »Flow«. Mit diesem Begriff beschrieb Mihály Csíkszentmihályi in den 1970er-Jahren den Zustand, in dem man mühelos, freudig und vollständig in etwas aufgeht, ohne die Präsenz zu verlieren. Flow-Erfahrungen sind oft Zustände der Halbtrance, in denen sowohl alltägliche wie auch nicht alltägliche Wirklichkeit erlebt wird. Im Flow kommt es zu einer Aktivierung und Synchronisation beider Gehirnhälften. Diese ganzheitliche Arbeitsweise des Gehirns mit den Ebenen von Gefühl und Bewegung ordnet das Bewusstsein und führt zu einer Integration körperlicher, emotionaler und geistiger Funktionen. Der Begriff »Trance« bezeichnet dabei nicht eine Trübung des Bewusstseins, sondern im Gegenteil: Die Wahrnehmung eines Menschen im Flow ist geschärft und außerordentlich klar. Klangmeditation ist im besten Fall ein Flow-Erlebnis im Klangmeer.

Die Bedeutung der Musik war in der Antike mit der Mystik verknüpft. Der Mensch ahnt einen Zusammenhang zwischen irdischen Klängen und der Harmonie der Sphären. Die unhörbare Musik des Weltenplans offenbart sich in Tönen und Geräuschen, die der Mensch aus der Fülle des Kosmos auswählt. Das Seiende erreicht uns in Klang und Klangfarbe. Klang ist also auch die Brücke in die feinstofflichen Ebenen. Jeder Organismus, jedes Ding und auch jedes Instrument weist ein ganz individuelles Schwingungsmaß auf. Das trifft auf das Sandkorn wie auch auf einen Planeten zu. In den Veden wird der Gesang als Mittel beschrieben, mit entferntesten Mächten des Kosmos in Beziehung zu treten. Der Vokal, ganze Wörter oder Mantras schaffen eine gemeinsame Verbindung zur Ursubstanz. Hazrat Inayat Khan, einer der großen indischen Musiker, sagte: »Wer das Geheimnis der Töne kennt, kennt das Mysterium des ganzen Weltalls.« Es ist also nicht übertrieben zu sagen, dass Musik Magie ist.

Die Essenz aller Wesen ist die Erde, die Essenz der Erde ist das Wasser, die Essenz des Wassers sind die Pflanzen, die Essenz der Pflanzen ist der Mensch, die Essenz des Menschen ist die Rede, die Essenz der Rede ist das heilige Wissen, die Essenz des heiligen Wissens ist der Klang, die Essenz des Klanges ist Om – so steht es in den Upanishaden. Om kann als Mysterium des universellen Körpers, als Allheitserlebnis gedeutet werden.

Im Mittelalter erzeugten die »Trommelmassagen« der Zauberer Luftschlösser, in die die bösen Geister ziehen konnten, wenn sie den Körper verließen. Die zweifelsfrei wirksamen Heilmethoden der indianischen Medizinmänner und Schamanen der Naturvölker beruhen auf Klang, Rhythmus und Atem. Der Schamane sieht die Welt nicht nur anders, sondern er kann von einer anderen Welt aus auf das Hier und Jetzt einwirken.

Wie aber können wir heute den Klang meditativ nutzen? Klangmeditation kann einerseits in einem Zustand aktiver Empfänglichkeit praktiziert werden, indem man sich passende Musik oder Klänge anhört. Man sollte dabei nicht passiv sein, sondern rezeptiv. Andererseits kann jemand, der aktiv musiziert, selbst zur Flöte oder Trommel werden und so ganz andere Zugänge zur kosmischen Symphonie erleben. Dabei ist die aktiv-empfängliche Haltung ebenso entscheidend wie beim reinen Zuhören.

Meditation benötigt Zeit und Raum. Eine der heutigen Zivilisationskrankheiten ist ein disloziertes Bewusstsein – die Zerstreutheit. In dieser Zerstreuung ist es für das menschliche Bewusstsein durchaus möglich, im Gespräch mit anderen eine weitere Tätigkeit auszuführen, und während man vorgibt, ganz aufmerksam dabei zu sein, geht man seinen persönlichen Gedanken und Gefühlen nach. Diese Dislozierung der Energien kann so konditioniert werden, dass der gegenwärtige Moment völlig verloren geht. Es ist also für Anfänger besser, kurze Meditationen zu praktizieren und dabei möglichst nicht abzudriften. Im Anfang ist das eine bloße Konzentrationsübung, die durchaus ihren Wert hat. Nach und nach können wir uns aber entspannen, und die Konzentration macht einer aktiven Empfänglichkeit und wirklichen Meditation Platz.

Bei der Klangmeditation nutzen wir den durch die Musik in Vibration geratenen Raum und den Atem, um ganz ins Hier und Jetzt zu kommen.

Übung

Drei Vorschläge, mit dem Atem zu arbeiten

- Man lenkt das Bewusstsein auf seine Nasenflügel, während man seine Gefühle mit der Musik mitgehen lässt. Diese

Technik ist aus den buddhistischen und hinduistischen Lehren bekannt.

- Eine Atemübung der Sufis beschreibt eine Bewegung des Einatmens durch den Nabel und des Ausatmens durch die Mitte der Brust. Einen kleinen Moment vor dem Wechsel vom Ein- zum Ausatmen wird innegehalten, und das Bewusstsein verlagert sich zum anderen Punkt, bevor die eigentliche Atembewegung beginnt.

- Sie atmen mit der bereits bekannten Atemtechnik der Himmel-Erde-Energie: Durch den Scheitel die Wirbelsäule hinunter atmen Sie ein und vom Steißbein her die Wirbelsäule hinauf wieder aus.

Georg I. Gurdjieff ging in seiner Lehre des Bewusstseins von einer einfachen, aber revolutionären Tatsache aus: Die drei Seinsebenen Körper, Gefühl und Intellekt haben eigentlich immer die Tendenz, sich zu dislozieren, außer man ist durch entsprechende Motivation ganz bei der Sache, im Flow. Bringt man aber zwei Ebenen dazu, quasi gemeinsame Sache zu machen, geht die dritte mit. Kombiniert man die emotionale Ebene (Musik) mit der Ebene des Atems (Körper), dislozieren sich die Gedanken nicht, sondern gehen energetisch mit den anderen beiden Ebenen mit. Der wahrhaftige Musiker ist ganz im Flow, nicht nur durch ein überlegenes Spiel, sondern weil er eine ganzheitliche, alle Seinsebenen erfüllende Tätigkeit vollbringt. Es empfiehlt sich aber auch, beim Musikhören mit dem Atem mitzugehen, um ganz eintauchen zu können.

Noch ein Wort zur Instrumenten- und Musikwahl: Eine große tiefe Trommel aus Holz und Tierfell berührt eine andere Ebene als beispielsweise ein Glöckchen. Das ist für jeden leicht erfahrbar. Ein empfehlenswerter Weg, das richtige Instrument oder die passende Musik für die Klangmeditation zu finden, führt über die vier Elemente und weitere Ebenen wie die des Raumes oder die mentale und die spirituelle Ebene. Ganz generell wirken tiefe Töne auch tiefer unten im Körper. Außerdem kann das gleiche Instrument sich verschieden artikulieren oder mit unterschiedlichen Techniken gespielt werden und sich so in seiner Wirkung sehr unterscheiden. Eine tibetische Klangschale kann einen ganz hellen, durchdringenden, metallischen Einzelklang erzeugen oder, durch Reibung angeschwungen, ein geheimnisvolles, archaisches Summen erzeugen. Die folgende Übersicht hilft Ihnen bei der Auswahl.

Instrumentenzuordnungen nach Chakren und Elementen

Scheitelchakra	spirituelle Ebene	Indianerflöte, Stimme
Stirnchakra	mentale Ebene	Klangröhren, Monochord
Halschakra	Raum	Klangschalen (summend), synthetische Klangteppiche
Herzchakra	Luft	Flöten, Gitarre, Laute, Harfe, Sitar, Geige
Solarplexuschakra	Feuer	Klangschalen (angeschlagen), Glocken, Blechblasinstrumente, Bratsche
Nabelchakra	Wasser	Rahmentrommeln, Marimba, Xylophon, Violoncello
Wurzelchakra	Erde	Tiefe Trommeln, Okarina, Didgeridoo, Bass

Wenn auch die lauten Töne noch klingen, so soll man sich doch schon auf den feineren Klang im Herzen konzentrieren – so die Upanishaden. Klangbeispiele, die sich für Meditationen nutzen lassen, finden Sie im Anhang auf Seite 189.

Der Adlerflug: Auf dem Atem in die spirituelle Welt

In diesem Kapitel möchte ich Ihnen sieben einfache und effektive Atemübungen vorstellen, die die Wirkung des Chantens positiv beeinflussen. Bevor ich chante, mache ich einige oder alle dieser Adlerübungen; wenn ich es eilig habe, nur die zweite. Die sieben Übungen repräsentieren die Essenz meiner Erkenntnisse über den Atem in Beziehung zum Chanting, die ich von Heilern und Schamanen verschiedener Kulturen lernte.

»Lasst uns fliegen wie ein Adler, hoch, so hoch, kreisend um das Universum, auf Flügeln aus reinem Licht.« So heißt es bei den *Native Indians.* Mit den Adlerübungen verbinden wir die Energie dieses majestätischen Tieres mit unserem Atem. Für den Prozess der Vereinigung mit unserer höheren Natur hat der Atem eine entscheidende Bedeutung.

Bei allen sieben Übungen soll keine Kraft angewendet werden. Lassen Sie den Atem kommen. Zwischen Ein- und Ausatmen entsteht mit der Zeit eine ganz natürliche kurze oder längere Pause, bevor der Körper dann wie von selbst in die nächste Atembewegung übergeht.

Übung

Der Adlerflug

1. Der Adlerhorst

▶ Setzen Sie sich aufrecht hin, spüren Sie Ihre Sitzhöcker und bewegen Sie das Becken in kleinen Kreisbewegungen – einige Zeit links- und dann rechtsherum. Im Nachspüren können Sie den visualisierten Atem durch die Wirbelsäule vom Scheitel nach unten ins Steißbein begleiten, das Becken dabei empfinden und das Ausatmen wieder durch die Wirbelsäule hinauf begleiten. Benutzen Sie folgende Affirmation: »Ich atme und nehme meine Wirbelsäule und meinen Körper wahr.«

2. Das Küken

Strecken und räkeln Sie sich und gähnen Sie, wenn sich das ankündigt. Zwischendurch begleiten Sie in der so gewonnenen Weite das Einatmen durch die Nase. Spüren Sie die dadurch ausgelöste Bewegung im Zwerchfell bis tief ins Kreuzbein. Atmen Sie aus und lassen Sie den Atem mit einem Seufzer gehen. Benutzen Sie folgende Affirmation: »Ich atme ein und ich weiß, dass ich einatme. Ich atme aus und ich weiß, dass ich ausatme.«

3. Der junge Adler setzt mutig zu seinem ersten Flug an

Stehen Sie hüftbreit und nehmen Sie die Spannung aus den Knien – entspannen Sie die Knie bis in einen angenehmen Tonus. Reiben Sie die Hände und streichen Sie sich dann einige Male übers Gesicht. Breiten Sie die Arme aus und atmen Sie in den Solarplexus ein und durch die Mitte der Brust (spirituelles Herz) aus, während sich Ihre Flügel (Arme) mit dem Einatmen nach unten und umgekehrt beim Ausatmen nach oben bewegen – die Flügelbewegung ist hier umgekehrt zu Übung 7. Die Beine schwingen mit. Benutzen Sie folgende Affirmation: »Mein Einatmen ist kurz und ich weiß, dass mein Einatmen kurz ist. Mein Ausatmen ist kurz und ich weiß, dass mein Ausatmen kurz ist."

4. Der Sonnenflug

Stehen oder sitzen Sie und lenken Sie Ihre Aufmerksamkeit ins spirituelle Herz in der Mitte der Brust. Tauchen Sie ein in die Attribute Wille, Intellekt und Liebe; sie bilden die Triade des Sonnenflugs. Während Sie von vorn in die Brustmitte einatmen, den visualisierten Atem zwischen die Schulterblätter an die Wirbelsäule begleiten und von dort wieder durch das Herz ausatmen, benutzen Sie folgende Affirmation: »Ja, ich will und ich weiß.« Oder Sie sagen sich: »Ich atme Mitgefühl ein und Freude aus.«

5. Das Territorium: Vom Felsvorsprung die Weite überblicken
▶ Stehend oder sitzend massieren Sie kreisend mit Zeige- und Mittelfinger beider Hände die Kuhle am Hinterkopf, die Einbuchtung beim ersten Halswirbel, und streichen beim Ausatmen am Hals seitlich der Wirbelsäule entlang nach unten bis zur Mitte des Brustbeins. Affirmieren Sie: »Ich bin hier.« Nehmen Sie die Umgebung mit den Sinnen auf: Wenden Sie den Kopf beim Einatmen behutsam nach links und drehen Sie ihn beim Ausatmen wieder zur Mitte; dann nach rechts und zurück.

Die Umgebung energetisieren: Führen Sie dieselbe Übung aus, aber dieses Mal bewegen Sie den Kopf mit dem Ausatmen. Nähren Sie das neue Einatmen aus der Tiefe Ihres Herzens.

6. Der weise Adler: Die Verbeugung
▶ Stehend nehmen Sie die Füße etwa hüftbreit auseinander. Lassen Sie den Kopf ganz langsam hin zum Brustbein sinken, immer während des Ausatmens ein Stückchen weiter. Mit dem Einatmen nehmen Sie nur wahr. Fahren Sie mit der Vorwärtsbewegung fort: Nach und nach beugen Sie die ganze Wirbelsäule, Wirbel für Wirbel, bewusst ganz langsam nach vorn, während Schultern und Arme entspannt hängen. Am Ende berühren die Hände den Boden. Dann beginnen Sie, sich vom untersten Wirbel bewusst langsam wieder aufzurichten, ohne die obersten Wirbel zu überspringen. Kommen Sie nach oben, bis der Blick waagerecht ist.

Beautiful Painted Arrow sagte: »Mit jedem Einatmen verleihen wir unserem Leben Sinn und erschaffen unser eigenes Universum. Mit jedem Ausatmen wird dem Universum neues Leben gegeben.«

7. Der Regenbogenflug

Stehend mit gelösten Knien, die Füße hüftbreit auseinander, breiten Sie die Arme aus: Während Sie durch die Wirbelsäule von oben nach unten einatmen, gehen Sie in die Knie. Spüren Sie die Füße gut. Lassen Sie gleichzeitig die »Flügel« nach oben schwingen – die Bewegung ist umgekehrt wie in Übung 3. Atmen Sie die Wirbelsäule hinauf wieder aus, kommen Sie zum aufrechten Stand, während sich die Flügel senken. Im Regenbogenflug wird beim Einatmen die Himmelsenergie und beim Ausatmen die Erdenergie transformiert. Je stärker die Füße als mit der Erde verbunden empfunden werden, umso tiefer öffnet sich der Körper für den Atem.

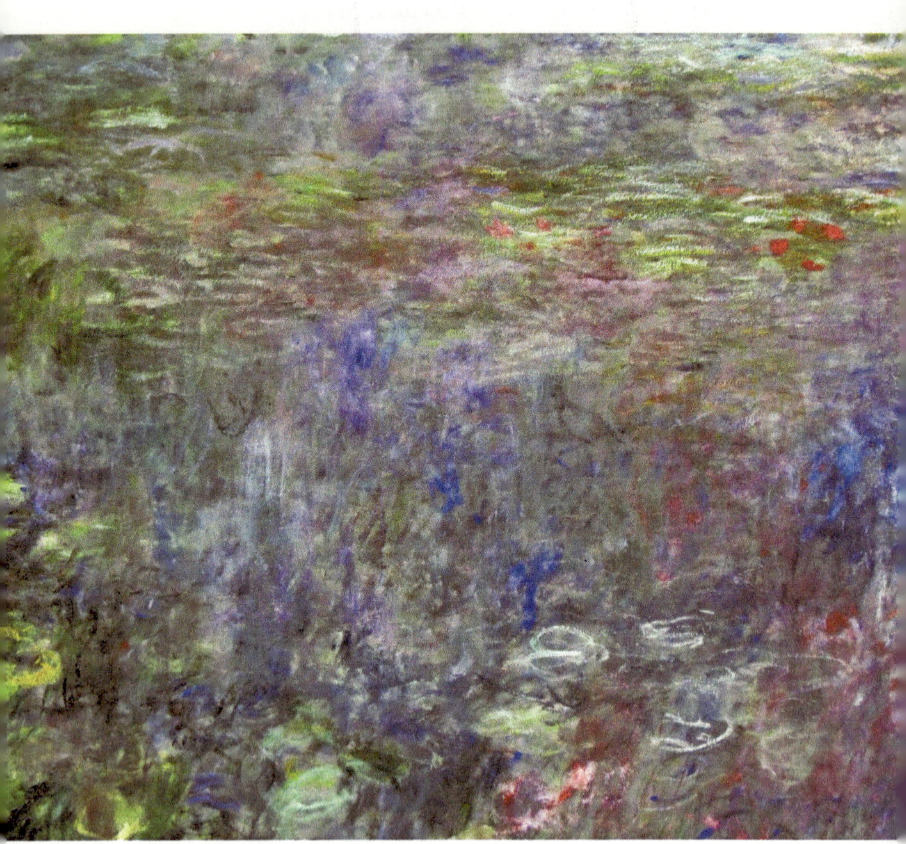

Claude Monet: Ausschnitt aus »Seerosen« (Orangerie, Paris)

Bildertönen

Wie Musik »klingen« auch Bilder, wenn auch für unser Ohr nicht hörbar. Die Vibrationen der Formen und Farben haben aber eine Wirkung, sobald wir sie erblicken. Und auch ohne den Blickkontakt können wir davon ausgehen, dass Formen, beispielsweise in der Architektur oder in der Natur, einen geomantischen Einfluss auf uns ausüben, der eventuell sogar weiter wirkt als die Musik. Denken wir nur an Kathedralen, die auf Kraftlinien der Erde stehen. Es gibt bildende Künstler, vor allem bei sogenannten Naturvölkern, die davon überzeugt sind, dass eine Skulptur oder ein Bild auch ohne einen Betrachter einen Einfluss auf die energetische Beschaffenheit der Umgebung hat. Dabei fallen mir die vielen Symbole in Teppichen ein, die in ihrem Ursprung eine Schutzfunktion am Boden und an den Zeltwänden ausübten.

Formen und Farben sind auch ein Zugang in die Transzendenz. In diesem Sinne gibt es natürlicherweise ein »lautloses Chanting«. Alles, was wir in den vorangegangenen Kapiteln geübt haben, kann auch innerlich, ohne dass wir Laute von uns geben, praktiziert werden. Oder wir üben mit einem ganz leisen, für die Umgebung kaum hörbaren Summen, wie ich es in öffentlichen Räumen gelegentlich praktiziere.

Ob wir ein Klingen vernehmen, das uns in die Transzendenz führt, hängt von der Quelle der Inspiration und der Offenheit des Künstlers für die feinstofflichen Welten während der Schaffensperiode ab. Es gab und gibt Künstler, die die Fähigkeit besitzen, die Wirklichkeit so wahrzunehmen, wie sie wirklich ist – transzendent, mehrdimensional. Meditiert man mit deren Gemälden, wirken sie als Tor. Manchmal sind sie sogar eine Schwelle oder eine Art Sprungbrett ins Jenseits zu unseren Ahnen. Um eine solch transzendente Wirkung zu erleben, sollten Sie möglichst in der Gegenwart eines Originals sein.

Können Sie sich als Betrachter in diesen Kanal begeben, ist eine größere und gleichzeitig auch verfeinerte Lebensenergie in den Chakren spürbar. Ahnungsweise nehmen das alle Menschen war, die solche Bilder betrachten, das äußert sich allein schon in der enormen Anziehungskraft dieser Werke. Der Kanal jedoch bleibt den meisten Menschen verschlossen, in erster Linie deshalb, weil sie mit den Hirnstrukturen, die kontinuierlich interpretieren und beurteilen, während einer Bildbetrachtung verhaftet bleiben. Zudem liegt es am Ego, das sich bei einer längeren Bildbetrachtung zu langweilen beginnt. Die Öffnung des Kanals ist aber etwas ganz Natürliches und verbindet den Betrachter mit seinen eigenen feinstofflichen Ebenen des Ätherischen, Astralen und Spirituellen – mit seiner Mehrdimensionalität. Diese Ebenen sind immer aktiv, nur das Bewusstsein ist allzu oft auf Ego und materielle Welt eingeschränkt.

Zu den in Hinsicht auf ihre Eignung für diese Meditation vollkommensten Werken gehören die Seerosenbilder von Claude Monet (1840–1926), die er in seinem von ihm angelegten Garten in Giverny malte. Gelegenheit zu Meditationen damit bieten vor allem die Orangerie in Paris und die Fondation Beyeler in Riehen bei Basel, da man sich dort vor die Bilder hinsetzen kann. Geübte können bedingt auch mit Fotomaterial oder am Bildschirm meditieren. Bei der Betrachtung am Bildschirm ist es interessant, den Sehwinkel nicht frontal, sondern einige Grade tiefer anzusetzen.

Übung

Klangbildertechniken

Die Einstimmung

- Finden Sie Ihre Position vor dem Bild, idealerweise, bevor die größeren Besucherströme das Museum in Beschlag nehmen. Stellen oder setzen Sie sich vor das Bild und stimmen Sie sich darauf ein. Beim Einatmen gehen Sie nun mit dem Bewusstsein durch den Scheitel die Wirbelsäule hinunter bis in den Steißbeinbereich und beim Ausatmen summen Sie ganz leise und gehen die Wirbelsäule wieder hinauf. Visualisieren Sie den Energiefluss und sammeln Sie sich gleichzeitig im Stirnchakra.

Das Summen bewirkt in erster Linie eine kaleidoskopartige Neueinstellung des Bewusstseins und kann später in der Meditation auch weggelassen werden.

Während Sie diese Form des gelenkten Atems und die Sammlung im Dritten Auge beibehalten, können Sie die folgenden Arten der Bildbetrachtung ausprobieren:

Die Punkt-Technik

▶ Fixieren Sie einen Punkt, zum Beispiel in der Mitte des Bildes. Versuchen Sie, die Fixierung auch während des Blinzelns genau beizubehalten. Schließen Sie die Augen bewusst langsam nur halb und öffnen Sie sie wieder, das vermindert das häufige Blinzeln. Schon nach einigen Minuten in der Meditation kann es sein, dass Sie die äußeren Farb- und Formschichten durchdringen. »Im« Bild öffnen sich feine sich verändernde Ebenen, das Bild verlebendigt sich durch das individuelle Bewusstsein, ähnlich wie sich ein Musikstück beim bewussten Anhören enthüllt und entfaltet. Wenn sich in der Tiefe des Bildes etwas öffnet, sollten Sie die Einladung dankend annehmen und die entsprechende Bewusstseinsebene erkunden.

Die Unschärfe-Technik

▶ Stellen Sie Ihren Blick so ein, dass Sie den Bereich zwei bis drei Meter vor dem Bild scharf sehen. Bleiben Sie in einer Bildregion oder wandern Sie langsam im Bild umher. Brillen- oder Linsenträger können bei dieser Technik die Sehhilfen vielleicht weglassen und ohne muskuläre Veränderungen schauen. Als Normalsehender kann man das Umgekehrte machen: Mit einer Lesebrille mit drei oder mehr Dioptrien stellt sich ohne weiteres Dazutun Unschärfe ein.

Sammlung in einem Farbklang

▶ Tauchen Sie in eine Bildregion mit nur einem Farbton ein. Dabei können auch Kanäle in der Umgebung dieser Farbfläche aufgehen, die Sie fast beiläufig in Ihr Bewusstsein mit aufnehmen.

Zwischen den Weideästen

▶ Zwischen den hängenden Weideästen öffnen sich durch die Bildkontraste lichtvolle Räume, die in höchst feine Ebenen geistiger Wesenheiten der Oberwelten führen. »Obere« und auch »untere« Welten – das ist nicht wertend gemeint. Je nach religiösem Hintergrund kann die Oberwelt als die lichtdurchflutete Welt der Engel außerhalb der Polarität bezeichnet werden und die Unterwelt als die der Elementarwesen, die unsere Welt der Physis und des Äthers formen und zusammenhalten helfen. Eine der wichtigsten Funktionen menschlichen Daseins ist es, in dieser polaren Welt Verbindungen zwischen Ober- und Unterwelt zu errichten und zu halten. Dieses Spannungsfeld menschlicher Existenz ist die Quelle sowohl höchster Glückseligkeit als auch menschlichen Dramas.

Im Schatten der Weide und der Äste

▶ In den indigofarbenen bis fast schwarzen Flächen sind Wege in die Unterwelten begehbar.

Beiläufige Bildbetrachtung

▶ Bei dieser Betrachtungsweise geht es darum, eine Art Verdreifachung des Bewusstseins zu üben. Es ist wie ein Spiel mit sich selbst. Während der bewusste Atem die Wirbelsäule entlanggeht und Sie summen, installiert sich Ihr Bewusstsein im Raum zwischen Bild und Körper. Sie sammeln sich nun in drei Punkten, den beiden Augenwinkeln und dem Dritten Auge. Das kann mit der erwähnten Unschärfe-Technik kombiniert werden. Elementarwesen werden vor allem mit dieser Sichtweise wahrgenommen. In Monets Seerosenbildern erscheinen vielen Betrachtern solche Elementarwesen und auch Engel.

Gesichter, Archetypen des Unbewussten

▶ Die in der Meditation möglicherweise auftauchenden Gesichter, Augenpaare oder einzelnen Augen können als Archetypen des Kollektiven Unterbewussten angesehen werden; sie deuten auf unsere seelische Verbindung mit der geistigen Welt. Und sie laden zu einem Verweilen in unserem Seelenverbindungspunkt ein (wie beschrieben: eine Armlänge über dem Kopf). So meditierend können wir die seelische Nahrung, die diese Wesen überbringen, genießen.

Die Doppelbild-Technik

▶ Wählen Sie eine vertikale Achse im Bild. Dazu eignen sich die Bilder mit einem Baum oder hängenden Weideästen. Fixieren Sie die Achse, während Sie gleichzeitig schielen. Dadurch verdoppelt sich die Achse und es entstehen Bildüberlagerungen, in denen sich Zwischenwelten öffnen. Besonders interessant ist das Bild, das zwischen den beiden Achsen entsteht. Es wird in der schamanistischen Ausbildung einiger Traditionen als direkter (Seh-)Kanal verwendet.

Es gibt nur eine begrenzte Anzahl Dimensionen, aber eine unendliche Vielfalt, sie wahrzunehmen. Die Bilder Monets sind in ihrer Art vollkommene Kunst, die die dem Menschen zugänglichen Bewusstseinsebenen über das Sehen öffnen können. Viele andere Landschafts- und Gartengemälde von Claude Monet sowie seine Bilder des Gare de Saint-Lazare eignen sich auch für eine Meditation. Natürlich gibt es eine Vielzahl weiterer Künstler, deren Werke in die Transzendenz führen, vor allem Impressionisten. Probieren Sie aus, wer Sie am tiefsten inspiriert.

Auf Visionssuche

Eingangs hatte ich Ihnen von meinem Erlebnis bei einer Zeremonie auf einem amerikanischen Tafelberg erzählt. Das Eintauchen in die ganzheitliche Klangwelt und ihre Wirkung in den Elementen der Natur und im menschlichen Körper, wie ich es damals erlebte, veränderte meine Haltung und meine bislang offensichtlich sehr eingeschränkte Erlebniswelt der Musik schlagartig. Gänsehaut und das intellektuelle Verständnis komplexer musikalischer Strukturen sind wunderbare Teilaspekte der Musik, aber lange nicht alles. Vom Tafelberg wieder heruntergekommen, ahnte ich, welche enorme Transformationskraft in der Musik liegt. Diese Ahnung sollte in den folgenden drei Jahrzehnten zur Gewissheit werden – und so floss sie auch in dieses Buch ein. Wir können die Unendlichkeit berühren durch ein stetiges Entdecken neuer Zugänge in die Urgründe des Seins. Die Musik ist eine Brücke dahin.

Das Eingangstor in das innere, schamanistische Verständnis der Tänze und der Gesänge auf der Mesa war ganz offensichtlich eine Art Halbtrance, durch die ich Zugang zu den feineren Ebenen meiner Existenz bekam – es sind dieselben, auf denen auch die Meridiane der Akupunktur und die Potenzen homöopathischer Mittel beruhen. Unter dem Begriff »Halbtrance« verstehe ich einen Zustand, wie man ihn kurz vor dem Einschlafen erleben kann. Es beginnt schon zu träumen, und dennoch erlebt das Bewusstsein zugleich auch Körper und Umgebung. Die Gedanken- und Erinnerungskraft ist vermindert, aber sie reicht aus, auch noch am nächsten Morgen mit den Erlebnissen zu arbeiten. Dass wir in unserer säkularisierten Gesellschaft diese Ebene als Fantasie abtun, ist einer der großen Verluste, die unsere Zivilisation herbeigeführt hat.

In den Tagen und Wochen nach dem Erlebnis auf der Mesa fiel ich ständig in diese *twilight zone.* Ich sah und hörte Tonkanäle, Klangstrukturen und die Wirkung der Vokale. Oft empfing ich eine vertiefte Bedeutung der Worte, indem ich sie in die einzelnen

Silben gliederte und diese chantete. Die Vision, die sich mir in der kargen Steinwüste offenbart hatte, entfaltet sich bis zum heutigen Tag, denn die Vielfalt der Klänge und Rhythmen ist unendlich. Die Vibration der Stimmbänder erzeugt auf dem Atem ganz bestimmte Muster und versetzt Körperregionen ganz unterschiedlich in Schwingung. Die Konsonanten geben dem Vokalklang eine Schärfe oder eine Weichheit, richten oder verteilen ihn. Atem und Stimme sind die zwei offensichtlichen Elemente des Chantings. Das dritte und vierte Glied sind für mich die Visualisierung und der Tanz, die Bewegung. Visualisierung heißt: Der Atem und die Stimme werden mit dem Bewusstsein und der Bewegung in bestimmte Körperteile gelenkt. Die Wirkung lässt nicht lange auf sich warten – Bilder tauchen auf, Visionen können entstehen.

Zum Abschluss lade ich Sie ein, sich Ihren inneren Bildern zuzuwenden, Ihre Visionen im Leben wachsen zu lassen. Eine Vision kann nur empfangen, wer auf der Bewusstseinsebene der Visionen ist. Dabei ist die Fähigkeit, zwischen Fantasie und Vision zu unterscheiden, grundlegende Voraussetzung. Viele Menschen mit einer blühenden Fantasie reisen in selbsterschaffenen Welten weit herum, und manchmal mischt sich da sogar die eine oder andere Vision darunter. Mit etwas Übung bemerkt man aber deutliche Qualitätsmerkmale und -unterschiede, vergleichbar mit verschiedenartigen Düften oder Geschmäckern. Die Vision hat immer etwas Unverwechselbares, Eindeutiges in ihrer Kraft. Das alltägliche Denken zweifelt aber auch an einer wirklichen Vision, daher braucht es Übung, mit Visionen zu arbeiten. Meditation, Yoga oder auch Autogenes Training sind gute Voraussetzungen, wenn sie richtig praktiziert werden. Kontraproduktiv sind diese Techniken, wenn sich dabei das Bewusstsein aufspaltet und wir nicht achtsam bei der Sache sind. Dann tun wir, wie so oft im Alltag, nämlich mehrere Dinge gleichzeitig und haken die eigentlich spirituelle Praxis als »erledigt« ab. Meditation kann so komplett verdreht werden, dass sie keine mehr ist und wir in Wirklichkeit Tagträumen oder Gefühlen nachhängen. So sind wir aber nicht im Hier und Jetzt. Wenn Sie sich auf eine Vision vorbereiten möchten, empfiehlt es sich, meditieren zu lernen.

Die einfachste und sicherste Art, Visionen zu erhalten, ist meiner Erfahrung nach das Training der bewussten Ausdehnung der Einschlafphase, während Sie den beobachtenden Teil des Bewusstseins wachhalten. Die Hirnströme schwingen in dieser Phase kurz vor dem Einschlafen in Alphawellen, die den Zugang zum Unbewussten begünstigen und damit auch den Empfang von Visionen. Das Training besteht also darin, so oft wie möglich vor dem Einschlafen bereits auftauchende Traumbilder und den bewussten Beobachter gleichzeitig zu halten, ohne in die Thetawellen des leichten Schlafes hinüberzufallen und damit das Bewusstsein zu verlieren.

Nach einigen Wochen oder Monaten des Übens werden Sie durch eine neue Seinsebene bereichert, die es Ihnen ermöglicht, mehr und mehr, tiefer und tiefer im Reich der Archetypen, Ahnen und Geistwesen zu reisen und dabei einen Zugang in die Welt der Visionen zu bekommen. Diese Errungenschaft wird nie versiegen, denn das Unbewusste ist unendlich.

Förderlich ist es in dieser Phase des Entdeckens auch, eine Reihe von archetypischen Bildern zu imaginieren, wie es Ihnen die untenstehende Übung nahelegt. Diese Technik kennt man auch im Raja-Yoga, sie führt Sie ebenfalls nach und nach in das Reich der Visionen. Sie entwickeln damit letztlich die Fähigkeit, schamanisch zu reisen, auch die Visionssuche (*vision quest*) der amerikanischen Indianer basiert darauf. Dort ist die Visionssuche ein bedeutsames Ritual. Traditionell – und oft auch heute noch – geht die oder der Suchende zu diesem Zweck allein in die einsame Natur und bereitet sich innerlich und äußerlich in vorgegebenen Schritten auf diesen Kontakt mit den Ahnen und der geistigen Welt vor. Für indianische Völker ist eine solche Befragung von Wesenheiten aus der »anderen Welt« ebenso wie die Traumdeutung etwas völlig Natürliches, und bereits die Kinder werden in diese Praktiken eingeweiht. Aber auch für uns kann die Visionssuche eine Bestandsaufnahme des Bisherigen sein oder für eine Neuorientierung angewandt werden. Sie schenkt auch uns Erkenntnisse zu den drängenden Fragen unseres Lebens.

Übung

Visionssuche mit aktiver Imagination

- Um diese Übung zur Visionssuche zu praktizieren, sollten Sie sich mindestens dreißig Minuten Zeit nehmen. Setzen oder legen Sie sich an einem ruhigen Ort hin, an dem Sie nicht gestört werden. In die Welt der inneren Bilder tritt man immer durch ein Tor ein, durch das man sie später auch wieder verlässt. Dieses Tor hilft, sich sicher in der Anderswelt zu bewegen und diese innerhalb klarer Grenzen kennenzulernen. Sollten Sie sich auf der Reise unwohl fühlen, können Sie diese Welt durch das Tor wieder verlassen und in Ihre gewohnte Umgebung zurückkehren. Die folgende Reise sollten Sie häufiger wiederholen. Sie wird Sie von Mal zu Mal tiefer zu sich selbst, zu Ihrem eigenen Wesen und zu Ihrer Vision führen. Nach und nach erleben Sie so eine Selbstreinigung, eine Art Katharsis, und bewegen sich auf die Erkenntnis Ihrer selbst zu.

Noch ein Hinweis: *Bei psychischen Problemen, Einnahme von Psychopharmaka, Drogen oder Alkohol ist von Visionssuche und aktiven Imaginationen abzuraten.*

▶ Machen Sie sich bewusst, dass Sie sich nun auf eine innere Reise begeben werden. Eine Reise zu Ihrem eigenen Selbst, zu den Tiefen Ihres Seins, aus denen Ihnen Antworten auf all Ihre Fragen zuströmen können.

▶ Entspannen Sie sich mit ein paar tiefen Atemzügen. Lassen Sie vor Ihrem geistigen Auge ein Tor auftauchen, durch das Sie sich nun bewegen. Sie kommen in eine Landschaft, wie auch immer sie aussehen mag, auf jeden Fall gibt es einen Fluss darin.

▶ Spazieren Sie nun an diesem Fluss entlang, bis Sie einen Zauberstab finden. Dieser Zauberstab erfüllt in dieser Welt hier jeden Wunsch – ob sie Schutz wollen, Verwandlung, ob Sie ein Bedürfnis erfüllt bekommen möchten. Der Zauberstab ist essenziell, sollten sie ihn verlieren, empfiehlt es sich, durch das Tor zurück in die Alltagswelt zu gehen und zu einem späteren Zeitpunkt eine neue Reise anzutreten.

▶ Nun kann die große Reise beginnen: Der Fluss muss überquert werden. Vielleicht sehen Sie große Steine, eine Brücke oder ein Seil. Der Imagination sind keine Grenzen gesetzt. Stehen Sie an einem reißenden Strom, muss möglicherweise bereits der Zauberstab zum Einsatz kommen, mit dessen Hilfe Sie sich hinüberbeamen.

▶ Am anderen Ufer liegt ein tropischer Regenwald, den Sie nun durchqueren. Sie bewundern all seine Schönheit und erleben möglicherweise auch Unannehmlichkeiten.

▶ Der Wald verändert sich nach und nach zu einem Urwald der gemäßigten Zonen. Die Reise führt weiter durch Savanne, Prärie und Steppe, die allmählich in Wüste übergeht. Sie wandern immer weiter durch die Wüste, ab und zu gibt es in Oasen Wasser und Verpflegung oder Sie bemühen Ihren Zauberstab.

▶ Schließlich erreichen Sie das Meer. Sie verwandeln sich in einen Fisch oder Delfin und genießen die Weiten des Meeres und das Spiel der Wellen. Behalten Sie Ihren Zauberstab dennoch bei sich, beispielsweise verkleinert in Ihrem Mund.

▶ Tauchen Sie nun ab zum tiefsten und dunkelsten Punkt des Meeres, immer im Wissen um Ihren Zauberstab und das Tor, durch das Sie jederzeit zurückkönnten. Vielleicht erleben Sie hier in dieser Tiefe und Dunkelheit eine Geborgenheit wie im Mutterschoß oder spüren die Liebe von Mutter Erde.

Tauchen Sie dann wieder auf und schwimmen Sie zu einer einsamen Insel. Verwandeln Sie sich dort wieder in Ihre menschliche Gestalt und erkunden Sie die Gegend. Auf dieser Insel gibt es einen Berg, den Sie erklimmen oder an dessen Hängen Sie hinauffliegen können.

▶ In der Umgebung des Gipfels ist eine Höhle zu finden. Wagen Sie sich hinein und erkunden Sie sie bis zu ihren hintersten Gängen. Dort hinten können Sie schließlich Ihrem eigenen Selbst begegnen und mit ihm in Austausch treten. Vielleicht wortlos oder auch in Meditation, das kann sich von Reise zu Reise unterscheiden. Machen Sie sich bewusst, dass Sie auf der Suche nach einer Vision – für Ihr Leben oder für einen bestimmten Lebensbereich – sind und bitten Sie Ihr Selbst um eine Botschaft. Lassen Sie Bilder, Symbole, Klänge, Empfindungen und anderes auftauchen. Mental veranlagte Menschen empfangen vielleicht Gedankenformen und begriffliche Assoziationen.

Verabschieden Sie sich schließlich auf Ihre Weise aus der Höhle und kehren Sie mithilfe des Zauberstabs durch Ihr Tor in die materielle Welt zurück.

Chakra Chant Move – der integrale Ansatz

Chakra Chant Move ist Atem, Klang, Visualisation und Bewegung (Asanas) und wird um die integrale Lebenspraxis als fünfte Ebene erweitert, sodass alle Seinsebenen ausgebildet werden und eine ganzheitliche, befreiende spirituelle Entwicklung garantiert ist. Die Integrale Lebenspraxis ist eine seit den 1970er-Jahren von Ken Wilber und anderen Philosophen und Psychologen entwickelte Methode, die alle Teile des menschlichen Lebens umfasst. Das Individuum wird so zu einem überschaubaren, im höchsten Maße selbstreflektierenden Holon (ein Ganzes, das wiederum ein Teil eines Ganzen ist, zum Beispiel Atome von Molekülen von Zellen von Organismen; siehe Integrale Landkarte AQAL Seite 164).

Ebene 1	Atem
Ebene 2	Klang / Stimme
Ebene 3	Visualisierung (Platzierung des Atems)
Ebene 4	Bewegung (Yoga, Lu Jong, Qi-Gong, Kreistanz, Gehen und so weiter)
Ebene 5	Ergänzende integrale Lebenspraxis und Meditation (AQAL)

Chakra Chant Move bleibt dabei die Basis für ein gesundes und erfülltes Leben und wird idealerweise zwei bis drei Mal wöchentlich praktiziert. An den anderen Tagen werden zum Beispiel Laufen in der Natur mit etwas erhöhtem Puls, Qi-Gong oder Lu Jong praktiziert. Yoga, Qi-Gong und Lu Jong sollten bei intensiver Praxis von einem entsprechenden Lehrer begleitet werden. Die Ebene 5 der integralen Praxis ist das Gefäß für ganzheitlich-reflektierende Studien und innere Arbeit, die individuell ausgestaltet wird.

Kernthemen der Ebene 5

Wir-Raum

Eine spirituelle Entwicklung wird möglich, wenn der Ich-Raum ausgedehnt wird zu einem Wir-Raum (LU im AQAL, siehe Diagramm Seite 164). Der Austausch und das Lernen mit anderen Menschen, die offen sind für die Integrale Philosophie, erweitern und vertiefen die persönlichen Perspektiven und lassen wirkliches Verstehen wachsen. Idealerweise bilden Menschen in ihrem näheren persönlichen Umfeld eine Lerngemeinschaft oder schließen sich einer bestehenden Studiengruppe an, die beispielsweise Sri Aurobindo, Krishnamurti oder Ken Wilber studiert.* Weiter wird Chakra Chant Move durch stille Meditation ergänzt (LO im AQAL), die einen wesentlichen Anteil an der Erreichung höherer Bewusstseinsstufen hat.

Eine weitere wichtige innere Arbeit ist das Erforschen der verborgenen Strukturen oder Landkarten des Selbsts. Eine der größten Entdeckungen der modernen Psychologie ist die Tatsache, dass der Mensch unter bestimmten Umständen Impulse, Gefühle und Qualitäten der ersten Person unterdrücken oder sogar abspalten kann. Sie tauchen dann projiziert in der Außenwelt wieder auf. Wenn man beispielsweise ärgerlich ist auf jemanden, dieses Gefühl aber das Selbstbild (»Ich bin ein netter ausgeglichener Mensch«) bedroht, beginnt man, den Ärger mehr und mehr abzuspalten oder zu unterdrücken. Durch diese Verleugnung wird man aber den Ärger nicht los, sondern erreicht damit nur, dass das Gefühl mehr und mehr als etwas Fremdes im Inneren auftaucht. Projektion würde in diesem Fall heißen, dass mehr und mehr Menschen im Umfeld »ärgerlich sind« und die betreffende Person auch des Öftern das Gefühl bekommt, jemand sei auf sie ärgerlich. Die daraus entstehende Sorge kann sich weiter steigern, in Trauer und Angst umschlagen und letztendlich in Depression enden. Die verleugneten Qualitäten tauchen »da draußen« auf, wo sie einen reizbar machen, ängstigen oder deprimieren, natürlich ohne, dass man

* Vergleiche KEN WILBER: *Integrale Spiritualität: spirituelle Intelligenz rettet die Welt,* München: Kösel, 2007, Kapitel 7.

bemerkt, dass sie der eigene Schatten sind. Der Nachbar mag tatsächlich ein Kontrollfreak sein, aber stören tut das nur denjenigen unter den anderen Nachbarn, der diesen Schatten auch selbst hat; seine Partnerin ohne diesen Schatten stört das nicht! Das verborgene Schatten-Ich ist ein Sub-Tätigkeitsfeld oder im fortgeschrittenem Stadium eine Sub-Persönlichkeit, die, weil abgespalten, niemals transzendiert werden kann, denn es ist eine unbewusste Identifikation. Ken Wilber nennt diese Auseinandersetzung mit sich selbst »Aufwachsen« als wichtige Ergänzung zur jahrtausendealten Praxis des Aufwachens. Es hilft wenig, den Zustand des Satori im Zen zu erleben, aber in der Gesellschaft Schatten hinter sich herzuziehen.*

Meditation

Neben dem »Wunder des Wir-Raumes« (LU-Quadrant), wie Ken Wilber es nennt, gibt es noch ein weiteres großes Wunder, ohne das keine spirituelle Entwicklung möglich wäre, und das ist die Meditation (LO-Quadrant). In der Meditation geschieht etwas, das keine andere Praxis bewirken kann, sei es Yoga, Transformationsworkshop, Therapie und so weiter. Keine Praxis führt so klar zum Zeugen (*turiya*) und wandelt Subjekt in Objekt um, wie die Meditation.

> Das ist der Kernmechanismus jeder Entwicklung. Das Subjekt einer Entwicklungsstufe wird zum Objekt des Subjektes der nächsthöheren Stufe (Ken Wilber).

> Der Beobachter ist mit dem Beobachteten, der beobachteten Realität, untrennbar verbunden (Werner Heisenberg).

Die Zustände, die in der Meditation erfahren werden, sind nicht nur für sich genommen tiefe Erfahrungen, sondern beflügeln unser spirituelles Wachstum. In der Meditation sind Geist, Seele und Körper gleichermaßen beteiligt. Im bewussten Atmen ist dieser Dreiklang vereint. Auch Buddha lehrte die Meditation über den Atem: »Atme ein und wisse, dass du einatmest; atme aus und wisse,

* Vergleiche Ken Wilber: *Integrale Meditation: wachsen, erwachen und innerlich frei werden,* München. O.W. Barth, 2016.

dass du ausatmest. Das ist der Beginn der Meditation, und sie wird verfeinert und verfeinert und verfeinert…

Georg I. Gurdjieff stellte eine für die Bewusstseinsarbeit und für die Meditation merkwürdige, aber sehr nützliche Formel auf:

$$1 + 1 = 3$$

Wenn…	*dann…*
an ein und derselben Aktion **Körper** und **Gefühl** beteiligt werden können,	geht der **Verstand** mit.
an ein und derselben Aktion **Gefühl** und **Verstand** beteiligt werden können,	geht der **Körper** mit.
an ein und derselben Aktion **Verstand** und **Körper** beteiligt werden können,	geht das **Gefühl** mit.

Das Selbst und der Zeuge

Eine geniale und einfache Wahrnehmungsübung von Ken Wilber. Nehmen Sie sich dafür zwei bis drei Minuten Zeit:

Übung

Das Selbst und der Zeuge

1. Vergegenwärtigen Sie sich, was Sie jetzt gerade als Ich empfinden.

2. Beschreiben Sie sich kurz: »Ich bin soundso alt, ich bin soundso groß, mag Musik, Filme, Bücher, Freizeit, Sport,

Freunde, Beziehung, Familie, Essen, Trinken, Ausgehen, Reisen, Phone Games und so weiter...«

3. Versuchen Sie, ein möglichst »objektives« generelles Bild von dem zu erhalten, was Sie jetzt gerade empfinden.

Nach einiger Zeit fällt Ihnen auf, dass an dieser Übung zwei Ichs beteiligt sind. Das eine Ich haben Sie gerade betrachtet und als Objekt beschrieben; bei allen Einzelheiten der Beschreibung handelt es sich um Objekte, die Sie als solche wahrnehmen. Dann ist da noch das ICH, das wahrnimmt und beschreibt, das betrachtende ICH, das Sehende oder der Zeuge. Dieses Ich sieht, aber ist selbst nicht zu sehen – so wenig wie ein Auge sich selbst sehen kann. Die Yogis in Indien und die Zen-Meister in Japan nennen es auch »das ICH-Ich«.

Wenn Sie also dieses Sehende in sich finden wollen und tatsächlich etwas sehen, kann es sich nur um ein Objekt handeln und nicht um das wahre Subjekt, das Sehende. Dieses würde eher etwas in der Art sagen: »Ich habe Empfindungen, aber ICH bin nicht diese Empfindungen«, oder: »Ich habe diese Gedanken, aber ICH bin nicht diese Gedanken«, oder: »Ich sehe einen Berg, aber ICH bin nicht der Berg.«

Wird diese Übung immer weiter fortgesetzt, kommt der Yogi in einen Zustand der Nicht-Identifikation mit den Objekten, Körperempfindungen und Gedanken. Es ist ein Zustand erhöhter Offenheit, verbunden mit einer Wahrnehmung von Freiheit, da die Identifikation mit dem Gegenüberliegenden wegfällt.

Der Ausdruck »in Gedanken versunken« darf ruhig wörtlich genommen werden. Der in Gedanken versunkene Denkende *ist* seine Gedanken – er ist als Subjekt nicht anwesend, sondern hat sich in seinen Gedanken quasi selbst versenkt. Diese in Versunkenheit gedachten Gedanken sind in Wirklichkeit nicht sein wirkliches Selbst, sondern eines der kleinen Ichs, die nach bestimmten psychischen Strukturen oder Landkarten denken, fühlen und agieren.

Der Yogi löst sich also nach und nach von diesen Landkarten seiner kleinen Ichs, bis nur noch der Zeuge übrigbleibt (Offenheit, Freiheit und Leerheit). Das, was ist, wird bezeugt, ohne dass er sich damit identifiziert.

Patanjali, der indische »Vater des Yogas« sagt in seinem Yogasutra (II, 6) über das kleine Ich:

> Ichhaftigkeit ist die Gleichsetzung des Zeugen (des Sehenden) mit dem Instrument des Sehens. Das Sehende ist unendlich und eins mit dem Geist, das kleine Ich dagegen endlich, begrenzt und von Ängsten geplagt. Der Zeuge kennt keine Angst, er ist der Zeuge der Angst.

Hier findet im geistigen Yoga eine große Verschiebung statt. Die Yogamethode der Selbsterforschung ist die schrittweise Elimination aller erdenklichen Antworten auf die Frage: »Wer bin ich?«, und wird irgendeinmal zur Antwort führen: »Nicht dies und nicht das« (Sanskrit: *neti neti*).

Das Selbst ist die eigentliche Instanz oder der Steuermann, der den Menschen auf seiner Lebensreise navigiert. Das Selbst besteht aus einem proximalen ICH, vielen distalen Ichs und der Seele (siehe Tabelle auf der nächsten Seite).

Das große ICH (oder proximale Selbst) ist sowohl eine dauernde Funktion als auch ein Strom der Entwicklung. Das Leben wird gerne als ein Strom versinnbildlicht, aber eigentlich ist der Mensch dieser große Strom und das Leben »da draußen« sind die Geschehnisse am Ufer, an denen der Fluss vorbeizieht. Diese Metapher kommt der Wahrheit schon viel näher.

Jedes Mal, wenn der Schwerpunkt des Selbsts sich mit einer neuen und höheren Grundwelle in dem sich entfaltenden Leben oder Fluss identifiziert, hat es nicht nur ein neues Gefühl von Identität, sondern auch neue Perspektiven und Moral, aber auch einen kleinen Tod erfahren.

Ken Wilber ergänzt in seiner psychologischen und spirituellen Forschung die bestehenden großen Philosophien mit seinem Vier-Quadranten-Modell (AQAL). Nach der Integralen Philosophie besteht Wirklichkeit aus fast unendlich vielen Ebenen der Existenz, des Seins und des Wissens. Ein ausschließender Wahrheitsanspruch von Religionen, Philosophien und Wissenschaften ist der Menschheitsentwicklung nicht dienlich. Die Holarchie (abgeleitet

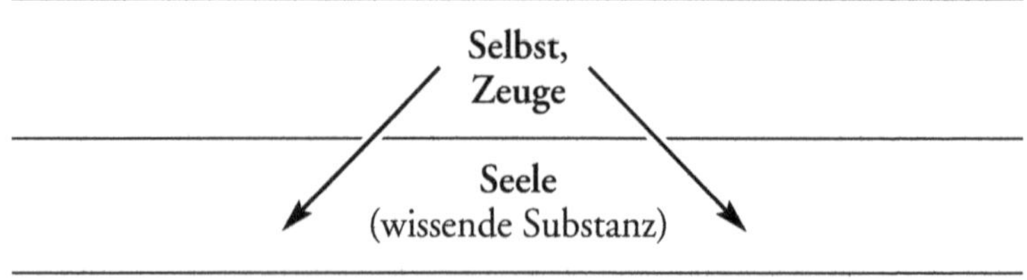

proximal	distal
Ich, proximal (*proximus,* lateinisch: »der Nächste«)	**ich, distal** (*distare,* lateinisch: »sich entfernen«)
Beobachter, **inneres Subjekt** näher subjektiv	**Beobachtetes** entfernter objektiver
Der durch Konzentration immer bewusster werdende Beobachter integriert sich schließlich im Selbst oder im Zeugen.	Das identifizierte Ich tendiert dazu, auf der nächsten Stufe transzendiert zu werden (erfahrbar als »kleiner Tod«).
Ich + Ich = Gesamtselbst	**Viele Ichs** Am Abend machen wir einen Vorsatz für den nächsten Tag (mehr Sport oder weniger rauchen oder essen...), doch am nächsten Morgen entscheidet ein *anderes Ich* in uns eventuell gegenteilig! Es können mindestens acht bis zwölf Rollen-Ichs gefunden werden, die tages- und nachtzeitlich die Energie übernehmen beziehungsweise das Sagen haben.

vom Begriff »Holon«) des Seins und Wissens umfasst die Bereiche des Unterbewussten, des Selbstbewussten und des Überbewussten. Die Kette des Seins umhüllt (transzendiert) jede frühere Entwicklung und schließt sie ein (integriert oder immaniert sie) in der nächsten.

Der Mensch hat mindestens drei Körper, die verschiedenartige phänomenologische Erfahrungen machen:

Grobstofflicher Körper
Erfahrungen im Wachzustand, grobstoffliche Energie

Subtiler Körper
Traumzustand, subtile Energie, Gefühle, Licht,
frei fließende Bilder, Phantasien

Kausaler Körper
Tiefschlaf, formlose Weite, Urgrund des Seins

Alle großen Traditionen der Philosophia perennis zeigen Wege auf, den kausalen Zustand bewusst durch Meditation zu erreichen.

Die integrale Landkarte AQAL

Die Integrale Landkarte AQAL nach Ken Wilber (siehe Grafik auf der nächsten Seite) zeigt die Struktur der Seinsebenen auf.

Die objektive Entwicklung in den Quadranten hat immer einen Einfluss auf das ganze Holon. Ebenso zieht die Unterentwicklung in einem Quadranten den ganzen Menschen herunter (er ist also holarchisch gesehen nur so weit entwickelt, wie seine schwächste Entwicklungslinie des entsprechenden Quadranten).

Es gibt heute zum Beispiel immer mehr gebildete Menschen mit hohem IQ, aber sehr niedrigem EQ. Bei der spirituellen Entwicklung des Menschen geht es daher nicht nur um die Entwicklung der Stärken des Individuums, sondern um die Entwicklung aller Quadranten und deren Entwicklungslinien. Es hilft der Menschheit heute nicht mehr weiter, »hochintelligente« Menschen hervorzubringen, die mit ihrem linearen logischen Denken Lösungen für die Welt suchen. Es braucht Menschen mit universell vernetztem Denkvermögen und Empathie für die Lebewesen auf dem Planeten.

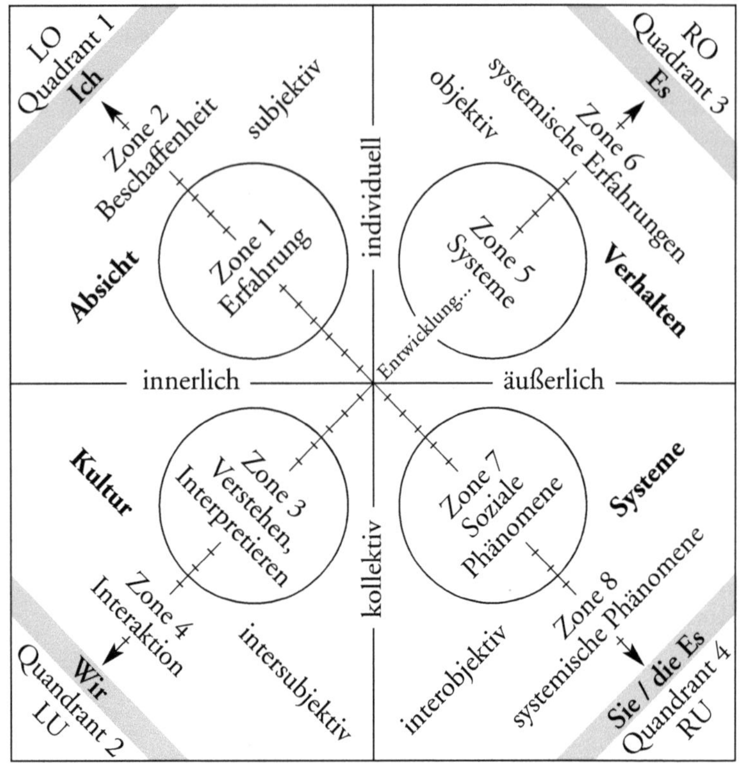

Die integrale Landkart AQAL nach Ken Wilber

Ein wunderbares Eingangstor in die Meditation ist der »Flow«: die tiefe Versunkenheit in eine Bewegung oder Aufgabe, das Eintauchen in ein engagiertes und doch müheloses Tun, ein kontinuierliches Fließen der Energien von Geist, Seele und Körper, wie etwa beim Tanzen, freien Musizieren, Singen und bei Sport und Spiel. Durch die Balance zwischen Anforderungen und Fähigkeiten ist ein Verschmelzen von Handlung und Bewusstsein festzustellen, außerdem eine andere Wahrnehmung des Zeitkontinuums.

Eine einfache, aber nicht weniger wirkungsvolle Meditation, man könnte sie »Tanz-Flow-Meditation« nennen, ist der Kreistanz der *Native Americans:* Ein rhythmisches Gehen und gleichzeitiges Chanten mit pulsierenden Trommelschlägen. Die Energien des

LO Quadrant 1 Ich	RO Quadrant 3 Es
Erleben und Empfinden in Atemübungen und Yoga Integrales Studium Schattenarbeit Lebensphilosophie Achtsamkeit Meditation Kontemplation	Bewusste Ernährung Bewegung Yoga-Arten und Sport Zustandstraining Perspektiventraining Integrale Lebenspraxis Integrale Meditation Integrale Spiritualität (nach Ken Wilber)
Familie Freunde Kolleginnen und Kollegen Nachbarn Gemeinde Moral, Empathie Mitgefühl für alle Lebewesen	Ethik Bürgerengagement Politik Gemeindearbeit Biosphäre und geopolitische Infrastrukturen
Wir Quadrant 2 LU	Sie / die Es Quadrant 4 RU

Beispiel einer individuellen integralen Landkarte/AQAL

Körpers, der Seele und des Geistes sind wie von Zauberhand eins-gerichtet in ihrer Sammlung. Mit einer Gruppe kann in der Natur mit Steinen und Ästen ein indianisches Medizinrad aufgebaut werden mit den vier Hauptwindrichtungen Osten, Süden, Westen, Norden und den vier Zwischenwinden mit einem Pfahl als Zentrum in der Mitte – und der Chanting-Tanz kann beginnen. Es wird nicht lange dauern und der Flow stellt sich ein. Flow-Meditation kann aber auch im stillen Malen, in handwerklicher Beschäftigung, beim Musizieren und beim Singen geschehen.

Die Meditation eines Zen-Meisters ist nicht unbedingt frei von Gedanken, sondern der Schwerpunkt seines Bewusstseins ist in der Zeitnische, im ewigen Jetzt.

Zwei wunderbare Meditationsübungen, die sich für Erwachsene wie auch für Kinder eignen, vermittelte der englische Mystiker und Autor Reshad Feild:

Übung

Mutteratem und Tagesabschluss

- *Der 7-1-7-Atem,* auch »Mutteratem« genannt: Dabei wird in Anlehnung an die musikalische Tonleiter (Oktave) in einem individuellen Tempo beim Einatmen auf sieben gezählt, dann der Atem eine Zähleinheit lang angehalten, auf sieben zählend ausgeatmet und wieder eine Zähleinheit angehalten und so weiter. Das Einatmen geschieht imaginär im Solarplexus, beim Anhalten des Atems verschiebt sich das Bewusstsein nach oben in die Mitte der Brust, wo imaginär sieben Zähleinheiten ausgeatmet wird, um beim Anhalten des Atems bewusst wieder in den Solarplexus zu wechseln.

- *Die Tagesabschlussübung:* Sich vor dem Einschlafen an die Erlebnisse des Tages erinnern (ohne sie zu beurteilen), indem das Bewusstsein von den Füßen (das heißt unserem morgendlichen Aufstehen) bis zum Scheitel (unserem abendlichen Zu-Bett-Gehen, also jetzt) wandert. In einem langen Ausatmen alle die Erlebnisse, Gefühle und Gedanken dieses Tages loslassen und der Nacht übergeben.

Meditation ist nicht etwas, was man »hat« – sie ist vielmehr der spirituelle Lebensweg. Meditation begleitet den Menschen wie die Hoffnung und der Glaube. Meditation ist das genaue Gegenteil von Abgehobensein. Abgehoben ist, wer durch Identifikation mit Mängeln und anderen negativen Lebensinhalten eine Brücke zwischen Vergangenem und Zukünftigem baut. Stress und die Identifikation mit Negativem sind die Baustoffe dieser Brücke.

Konzentration ist der erste wesentliche Schritt in die bezeugte Meditation. Konzentration ist eine anhaltende Aufmerksamkeit, die auch ein Beschränken, ein Einengen bedeutet. Am Anfang engt man den Geist durch Konzentration ein, um später einen wohl gerichteten, aber gleichzeitig offenen Geist zu erfahren. Die Erfahrung wird dann zu einer einsgerichteten Sammlung, die nichts ausschließt; es wird alles wahrgenommen, jedoch ohne Ablenkung von der Einsgerichtetheit.

Weiter kann Meditation auch eine Erfahrung unseres Seins hinter allen Gedanken und Gefühlen sein. Die Zeitnische wird nicht mehr verlassen. Der Mensch bekommt Zugang zum Non-Dualen (Satori).

Das, womit wir uns beschäftigen, wächst in uns (Buddha).

Chakra Chant Move – drei Arten der Ausführung

Die folgenden Yoga-Asanas, Lu-Jong- und Qi-Gong-Übungen sollten sanft und mit Bedacht ausgeführt werden. Der Nutzen liegt in einer individuell angepassten Herangehensweise an die Übungen, die ihre Wirkung auch bei leichter Ausführung ganz entfalten. Autor und Verlag übernehmen keine Haftung bei Verletzungen.

Beim Chakra Chant Move wird generell durch die Nase eingeatmet, die Zungenspitze liegt am Gaumen, und beim Ausatmen wird durch den Mund gechantet. Positionieren Sie sich im jeweiligen Asana und chanten Sie wie im Kapitel »Scale-Chanting« (Seite 39) beschrieben. Die Lebensenergie (*prana* oder *chi*) fließt in zwei großen Strängen (*nadi*) seitlich der Wirbelsäule gleichzeitig auf und ab.

Als Begleitmusik eignen sich zum Beispiel die Audioaufnahmen zu diesem Buch, die Sie unter **www.dominiquestarck.ch** kostenlos herunterladen können, oder auch die CD *14 Worlds* meines Ensembles Mono Soma, die über iTunes, Spotify, YouTube-Music und so weiter zu beziehen ist.

Genauere Beschreibungen der einzelnen Yoga-Asanas findet man zum Beispiel auf **www.yoga-vidya.de**, indem man in der Suchfunktion den Namen des betreffenden Asanas einträgt oder direkt zum Lexikon **www.yoga-vidya.de/yoga-uebungen/asana**

geht. Details zu den Lu-Jong- und den Qi-Gong-Übungen findet man auf YouTube, wenn man nach »Andreas Rainer Qi-Gong« beziehungsweise »Lu Jong 5 Grundübungen« sucht. Bei mehreren Übungsangaben pro Stufe kann eine Auswahl getroffen werden.

Übung

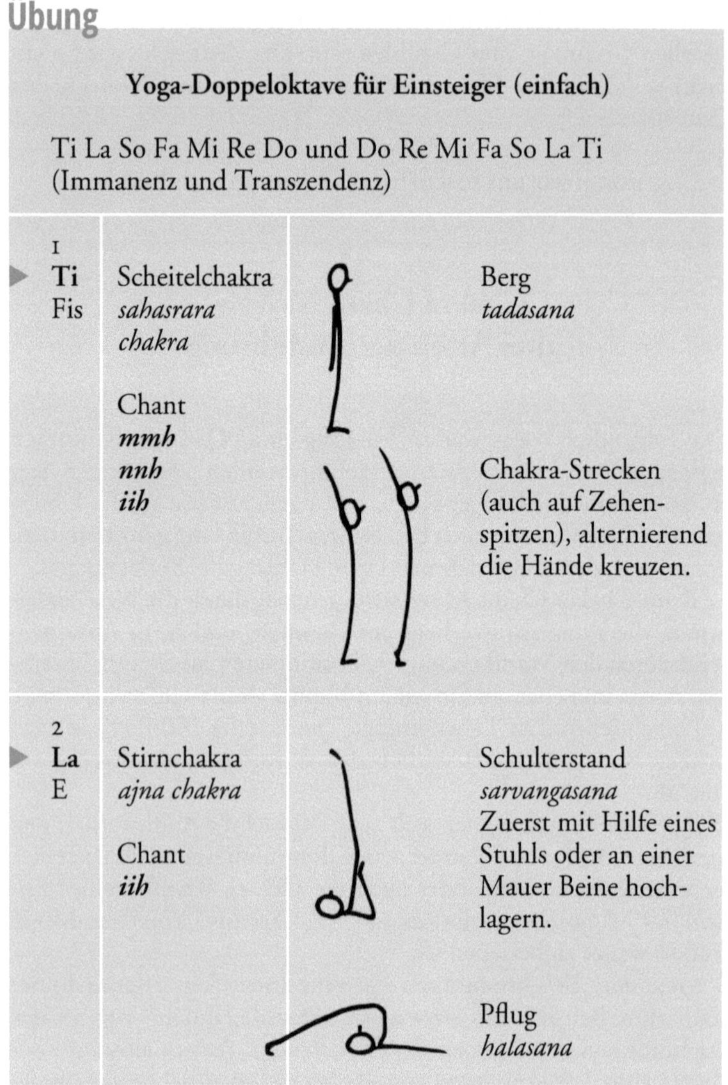

Yoga-Doppeloktave für Einsteiger (einfach)

Ti La So Fa Mi Re Do und Do Re Mi Fa So La Ti (Immanenz und Transzendenz)

1 ▶ **Ti** Fis	Scheitelchakra *sahasrara chakra* Chant ***mmh*** ***nnh*** ***iih***		Berg *tadasana* Chakra-Strecken (auch auf Zehenspitzen), alternierend die Hände kreuzen.
2 ▶ **La** E	Stirnchakra *ajna chakra* Chant ***iih***		Schulterstand *sarvangasana* Zuerst mit Hilfe eines Stuhls oder an einer Mauer Beine hochlagern. Pflug *halasana*

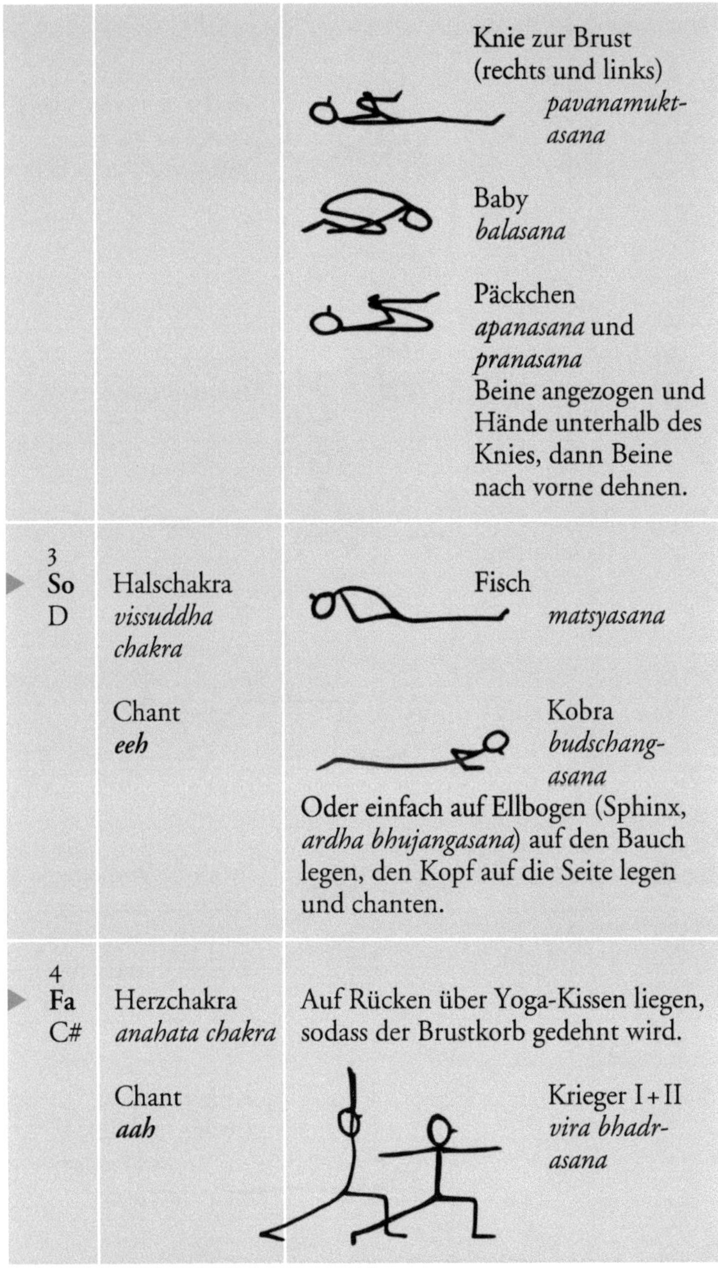

		Knie zur Brust (rechts und links) *pavanamukt-asana* Baby *balasana* Päckchen *apanasana* und *pranasana* Beine angezogen und Hände unterhalb des Knies, dann Beine nach vorne dehnen.
3 **So** D	Halschakra *vissuddha chakra* Chant ***eeh***	Fisch *matsyasana* Kobra *budschang-asana* Oder einfach auf Ellbogen (Sphinx, *ardha bhujangasana*) auf den Bauch legen, den Kopf auf die Seite legen und chanten.
4 **Fa** C#	Herzchakra *anahata chakra* Chant ***aah***	Auf Rücken über Yoga-Kissen liegen, sodass der Brustkorb gedehnt wird. Krieger I + II *vira bhadr-asana*

5 ▶ **Mi** B	Solarplexus-chakra *manipura chakra* Chant ***óóh*** (offen)	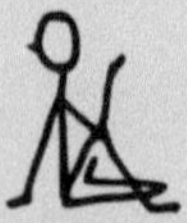 Drehsitz *ardha matsyendrasana* oder *maricyasana* mit gestrecktem Bein
6 ▶ **Re** A	Nabelchakra *svadhisthana chakra* Chant ***òòh*** (geschlossen)	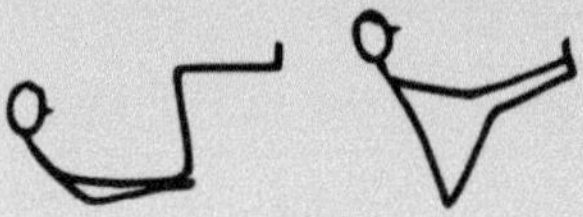 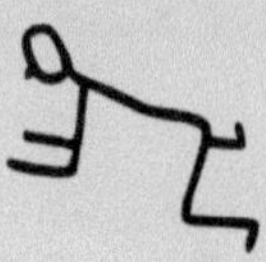 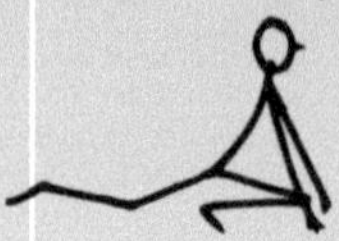 Frosch *mandukasana* Schwan *hamsasana* Boot I+II *navasana*
7 ▶ **Do** G	Wurzelchakra *muladhara chakra* Chant ***uuh***	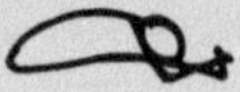 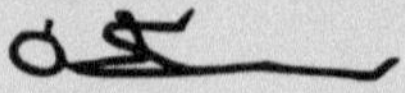 Sitzende Vorbeuge *paschimottanasana* Beine ein wenig anziehen und Füße greifen. Knie zur Brust (rechts und links) *pavanamukt-asanana*

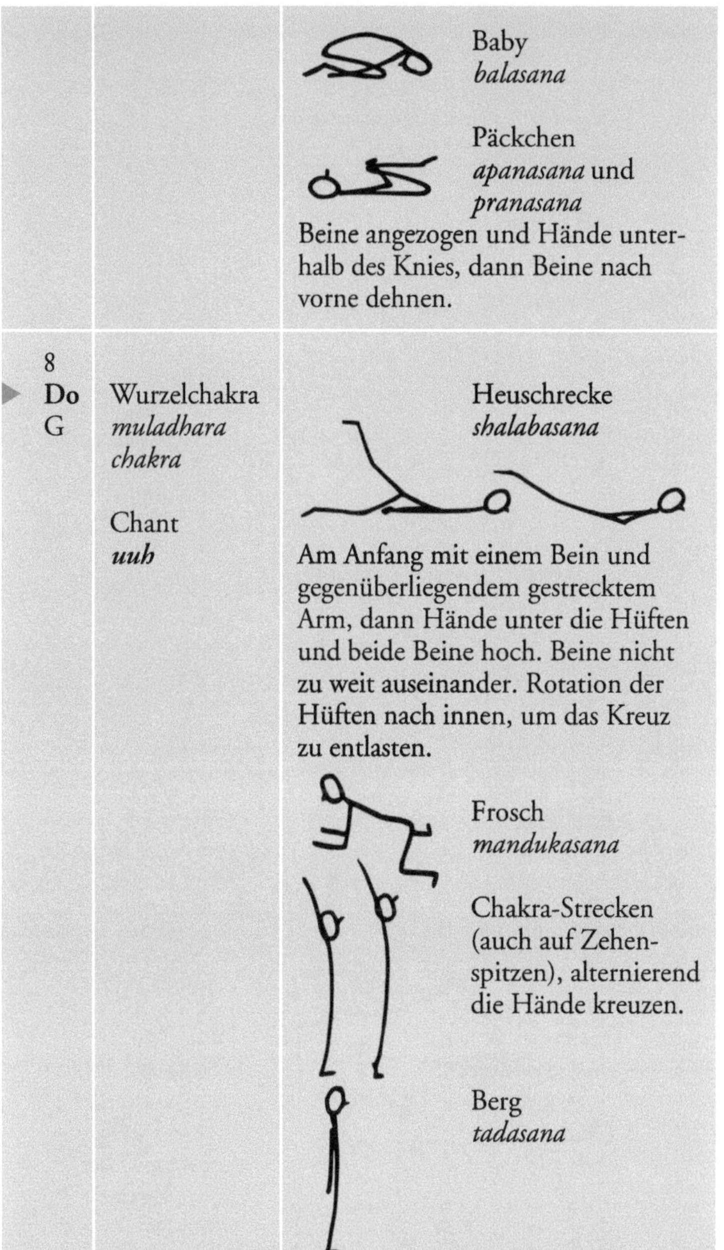

		Baby *balasana* Päckchen *apanasana* und *pranasana* Beine angezogen und Hände unterhalb des Knies, dann Beine nach vorne dehnen.
8 **Do** G	Wurzelchakra *muladhara chakra* Chant ***uuh***	Heuschrecke *shalabasana* Am Anfang mit einem Bein und gegenüberliegendem gestrecktem Arm, dann Hände unter die Hüften und beide Beine hoch. Beine nicht zu weit auseinander. Rotation der Hüften nach innen, um das Kreuz zu entlasten. Frosch *mandukasana* Chakra-Strecken (auch auf Zehenspitzen), alternierend die Hände kreuzen. Berg *tadasana*

		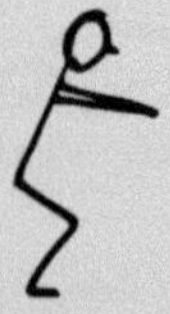 Sitz *utkatasana*
9 **Re** A	Nabelchakra *svadhisthana chakra* Chant ***òòh*** (geschlossen)	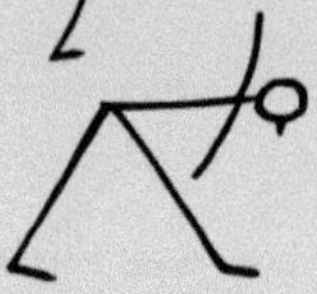 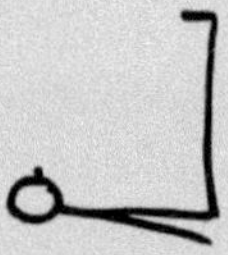 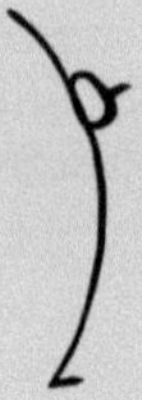 Rückwärtsbeuge *anuvittasana* Dreieck *trikonasana* Bauchübungen (individuelle Übungen)
10 **Mi** B	Solarplexus-chakra *manipura chakra* Chant ***óóh*** (offen)	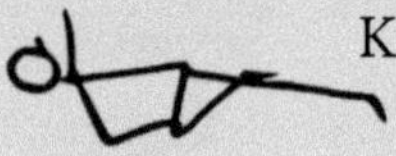 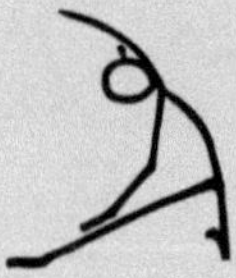 Krokodil *makarasana* Tor *parighasana*
11 **Fa** C#	Herzchakra *anahata chakra* Chant ***aah***	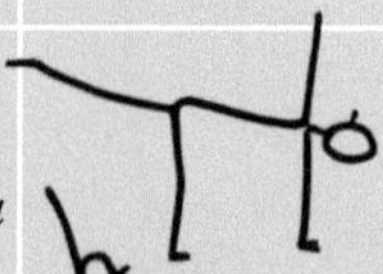 Halber Mond *apanasana* (einfach) Chakra-Strecken, alternierend die Hände kreuzen.

12 **So** D	Halschakra *vissuddha chakra* Chant ***eeh***	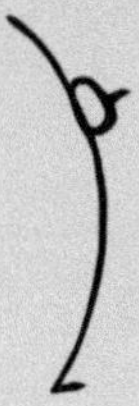 Rückwärtsbeuge *anuvittasana*
13	Stirnchakra *ajna chakra* Chant ***iih***	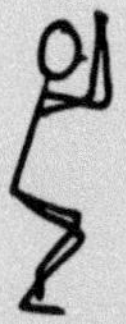 Adler *garudasana*
14	Scheitelchakra *sahasrara chakra* Chant ***mmh, nnh, iih***	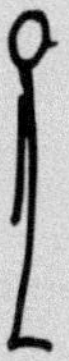 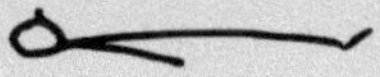 Berg *tadasana* Totenstellung *savasana*

Übung

Involvierende Oktave im Stehen mit ganz leichten Lu-Jong-, Qi-Gong- und Yogaübungen (ganz einfach)

Ti La So Fa Mi Re Do

1 **Ti** Fis	Scheitelchakra *sahasrara chakra* Chant ***mmh, nnh, iih***	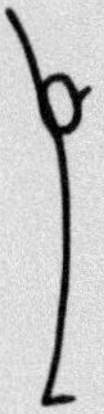 Mit beiden Händen den Himmel stützen (Qi-Gong) Chakra-Strecken: Sich in alle Richtungen strecken.

2 **La** E	Stirnchakra *ajna chakra* Chant ***iih***	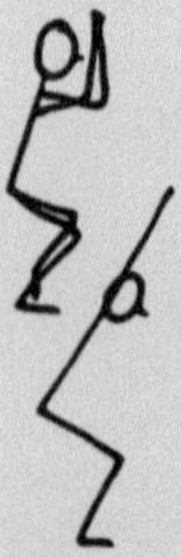 Adler (Yoga) *garudasana* Blitz, Stuhl (Yoga) *utkatasana* Leichte Hocke mit einem Arm nach oben gestreckt.
3 **So** D	Halschakra *vissuddha chakra* Chant ***eeh***	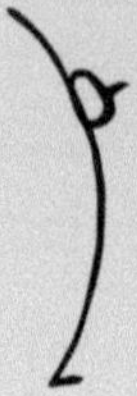 Rückwärtsbeuge (mit oder ohne Vorbeuge)
4 **Fa** C#	Herzchakra *anahata chakra* Chant ***aah***	Die Wildgans, die Wasser trinkt (Lu Jong 1): Weit gegrätschte Beine mit Vorbeuge und Rückbeuge (Daumen nach vorne). 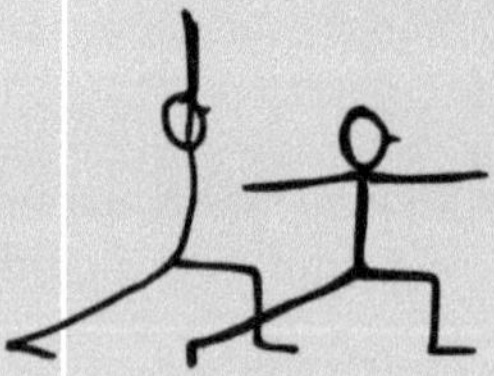 Krieger I+II *vira bhadrasana*
5 **Mi** B	Solarplexuschakra *manipura chakra* Chant ***óóh*** (offen)	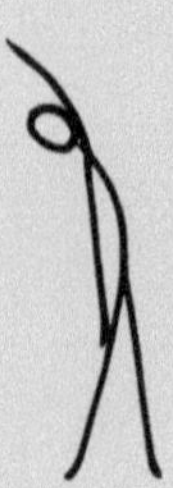 Seitwärtsbeuge

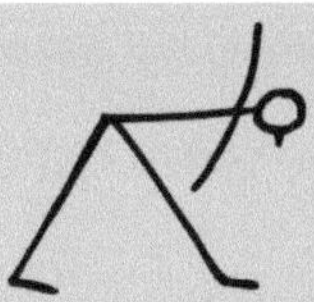

		Dreieck (Yoga) *trikonasana* Wolkenhände (Qi Gong): Arme zeichnen eine große Acht.
6 **Re** A	Nabelchakra *svadhisthana chakra* Chant ***òòh*** (geschlossen)	Der Yak, der Wasser trinkt (Lu Jong 2): Gegrätschte Beine, Schulter zu Knie, Daumen hinten.
7 **Do** G	Wurzelchakra *muladhara chakra* Chant ***uuh***	Berg (Yoga) *tadasana* Blitz Hocke

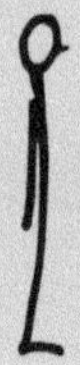

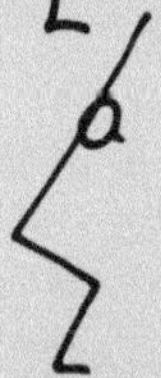

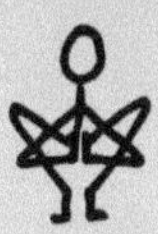

Übung

Yoga-Doppeloktave für Yogis (fortgeschritten)

Ti La So Fa Mi Re Do und Do Re Mi Fa So La Ti
(Immanenz und Transzendenz)

1 **Ti** Fis	Scheitelchakra *sahasrara chakra* Chant ***mmh*** ***nnh*** ***iih***	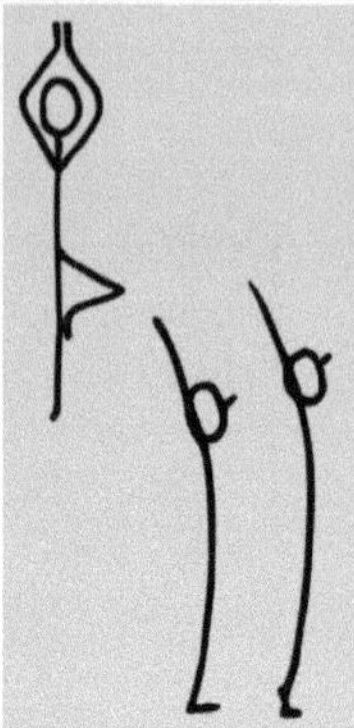 Baum *vrkasana* Chakra-Strecken (auch auf Zehenspitzen), alternierend die Hände kreuzen.
2 **La** E	Stirnchakra *ajna chakra* Chant ***iih***	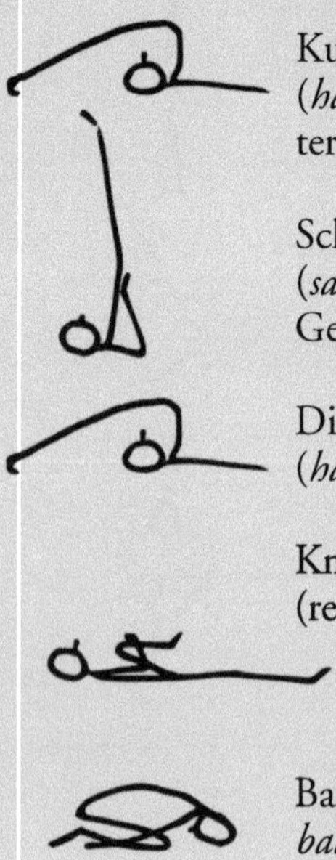 Kurz in Pflug (*halasana*): Schultern zueinander. Schulterstand (*sarvangasana*): Gewicht auf Schulter. Direkt in Pflug (*halasana*) Knie zur Brust (rechts und links) *pavanamuktasana* Baby *balasana*

		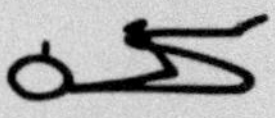 Päckchen *apanasana* und *pranasana* Beine angezogen und Hände unterhalb des Knies, dann Beine nach vorne dehnen.
3 So D	Halschakra *vissuddha chakra* Chant *eeh*	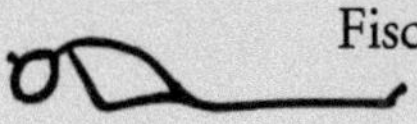 Fisch *matsyasana* 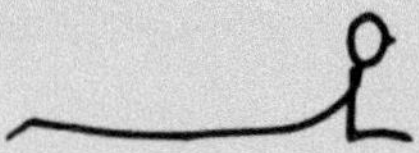 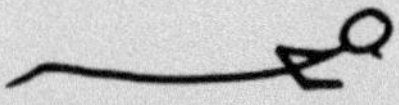Sphinx und Kobra (*budschangasana*): Mit *apana und prana.* Auf den Bauch legen, den Kopf auf die Seite legen und chanten.
4 Fa C#	Herzchakra *anahata chakra* Chant *aah*	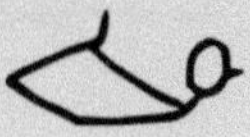 Bogen *dhanurasana* 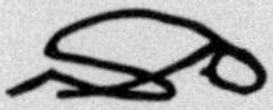Baby *balasana* Auf Rücken über Yoga-Kissen (in Brusthöhe) liegen und Arme strecken.
5 Mi B	Solarplexus-chakra *manipura chakra* Chant *óóh* (offen)	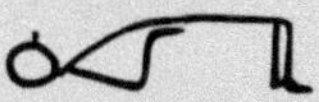 Brücke (*sethu bhandasana*): Vakuum bilden, beim Absenken Brust auf. Oder *uddihyana banda* im Stehen.

		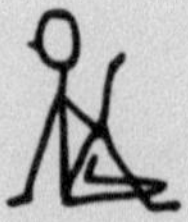 Drehsitz *ardha matsyendrasana* oder *maricyasana*
6 **Re** A	Nabelchakra *svadhisthana chakra* Chant ***òòh*** (geschlossen)	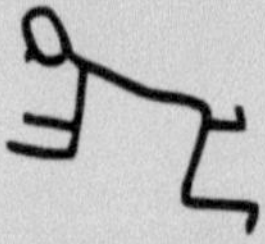 Frosch (*manduk-asana*): Hüfte nach hinten, kein hohles Kreuz. 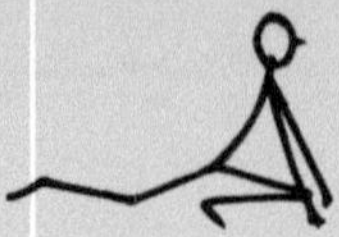 Schwan *hamsasana* Boot I+II *navasana* 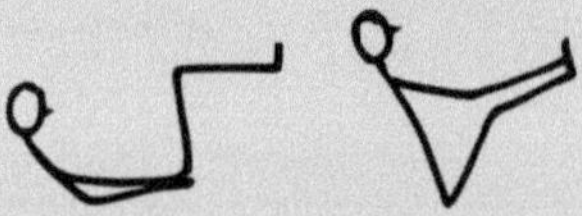
7 **Do** G	Wurzelchakra *muladhara chakra* Chant ***uuh***	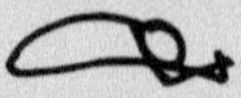 Sitzende Vorbeuge *paschimottanasana* Beine ein wenig anziehen und Füße greifen. Knie zur Brust (r/l) 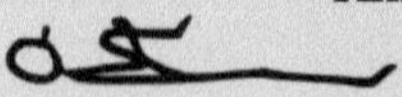 *pavanamukt-asana* 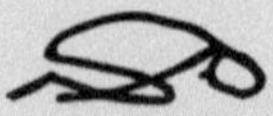 Baby *balasana* 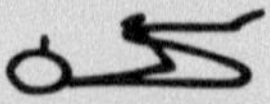 Päckchen (*apanasana*) und *pranasana:* Beine angezogen und Hände unterhalb des Knies, dann Beine nach vorne dehnen.

		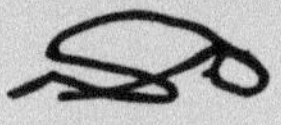 Baby *balasana*
8 **Do** G	Wurzelchakra *muladhara chakra* Chant ***uuh***	Heuschrecke *shalabasana* 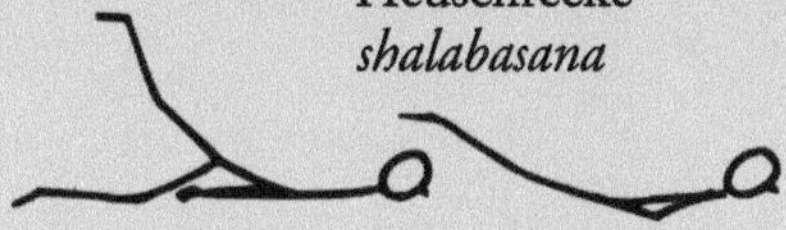 Beine nicht zu weit auseinander. Rotation der Hüften nach innen, um das Kreuz zu entlasten. 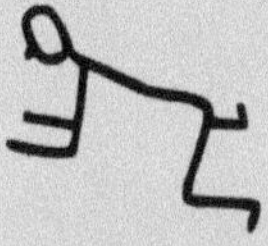 Frosch *mandukasana* 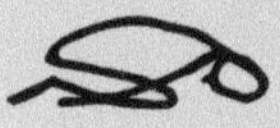 Baby *balasana*
9 **Re** A	Nabelchakra *svadhisthana chakra* Chant ***òòh*** (geschlossen)	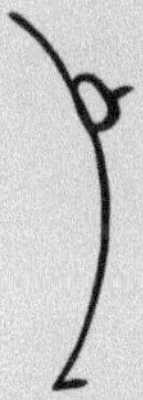 Rückwärtsbeuge *anuvittasana* 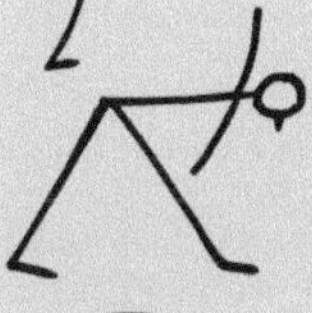 Dreieck *trikonasana* 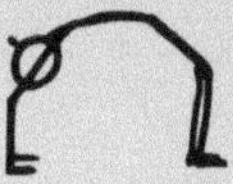 Rad (*chakrasana*): Einfach bis schwierig. 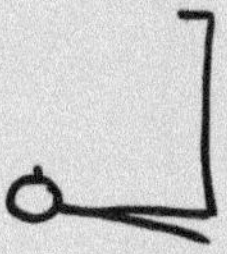 Bauchübungen (individuelle Übungen)

10 Mi B	Solarplexus-chakra *manipura chakra* Chant ***óóh*** (offen)	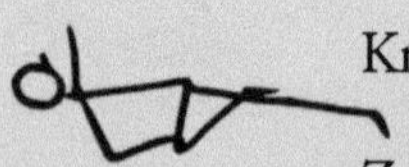 Krokodil (*makarasana*): Zweimal jede Seite plus Chanting. 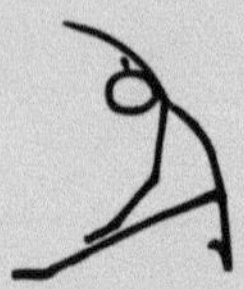Tor (*parighasana*): Drei mal drei plus Chanting.
11 Fa C#	Herzchakra *anahata chakra* Chant ***aah***	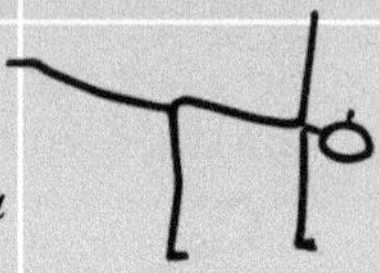 Halber Mond (*ardha chandrasana*): Beine dynamisch, Energie in alle vier Gliedmaßen, seitlich abdrehen, Brust dehnen. 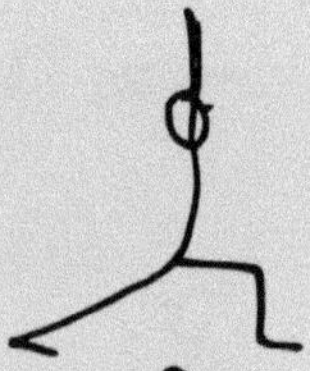 Krieger I + II (*virabhadrasana*): Richtung wie Laufen, Knie nicht über die Ferse hinaus, Nabel zur Wirbelsäule. 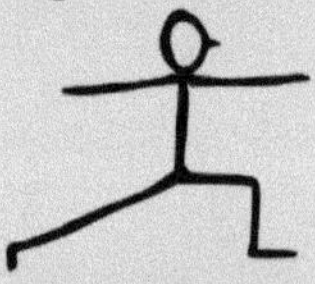 Krieger III: Hände hinter Kopf und nach oben ziehen. 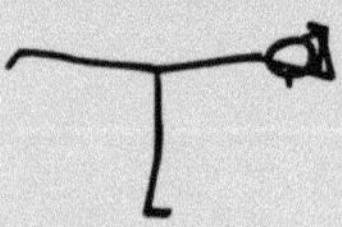
12 So D	Halschakra *vissuddha chakra* Chant ***eeh***	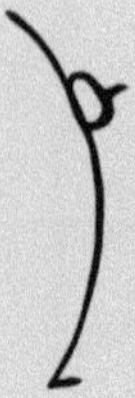 Rückwärtsbeuge *anuvittasana*

13	Stirnchakra *ajna chakra* Chant ***iih***	Adler *garudasana* Kopfstand *shirsasana*
14	Scheitelchakra *sahasrara chakra* Chant ***mmh, nnh, iih***	Krokodil *makarasana* Totenstellung *savasana*

Anhang

Schwingung und Oktave

»Schwingung« oder »Frequenz« nennt man die Anzahl der Wiederholungen eines periodischen Phänomens innerhalb eines Zeitintervalls. Hertz (Hz) bedeutet Schwingung pro Sekunde. Die Sekunde entspricht dem 86 400sten Teil eines Tages beziehungsweise einer Erdumdrehung (24 Stunden × 60 Minuten × 60 Sekunden).

Die Oktave ist die achte Stufe einer Tonleiter. Die Oktave wird mit demselben Buchstaben bezeichnet wie der Ausgangston und ist die einfachste Proportion eins zu zwei einer Saitenteilung (beispielsweise einer Gitarrensaite). Die Oktave ist der erste Oberton einer Reihe harmonischer Obertöne, die als ganzzahlige Brüche dargestellt werden können (eins zu zwei, zwei zu drei, drei zu vier, vier zu fünf und so fort). Aus diesen Obertönen sind letztlich auch die verschiedenen Tonsysteme der Kulturen entstanden. Die Proportionen werden je nach Kultur verschieden akzentuiert, aber die Oktave ist immer zentral. Die Oktave ist durch ihre Zwei-zu-eins-Schwingung in ihrer Essenz immer noch derselbe Ton wie der Ausgangston. In einer singenden Familie beispielsweise singt die Mutter in einer mittleren Oktavlage, die Kinder in der Oktave darüber und der Vater in der Oktave darunter in höchstmöglicher Harmonie der Schwingungen.

Ausgehend von dem Naturgesetz der Oktavgleichheit (Töne im Abstand einer Oktave besitzen eine identische Teiltonreihe, sind also oktavanalog gleichschwebend) ist es mit Hilfe der Oktavierung möglich, zu jedem regelmäßig wiederkehrenden Ereignis (Schwingung) einen oktavanalogen Ton zu errechnen.

Durch das Gesetz der Oktave lässt sich auch leicht die Rotation eines Himmelskörpers, wie beispielsweise die der Erde, hörbar machen, indem man folgende Berechnung anstellt. Zeit und Frequenz verhalten sich umgekehrt proportional zueinander, es gilt:

$$\text{Zeitdauer} = \frac{1}{\text{Frequenz}} \qquad \text{Frequenz} = \frac{1}{\text{Zeitdauer}}$$

Will man von einer astronomischen Periode die Frequenz in Hertz (Schwingung pro Sekunde) errechnen, so muss man zuerst die Zeitdauer in Sekunden umrechnen und dann den Kehrwert bilden. Der Kehrwert eines mittleren Erdentages von 86 400 Sekunden ist $0{,}000\,011\,574\overline{074}$ Hz. Diese Frequenz ist natürlich weit unter dem hörbaren Bereich des menschlichen Ohres, der etwa bei 16 Hz beginnt. Nun multipliziert man den Kehrwert der Erde so lange mit zwei, bis man in den hörbaren Bereich gelangt. Fünfundzwanzig Mal oktaviert, gelangen wir auf die Frequenz 384 Hz, was dem Ton G' entspricht, der im klassischen Violinschlüssel angezeigt wird (Referenz A'=432 Hz). In der früheren Stimmung schwingt das eingestrichene A' mit 432 Hz, das eingestrichene C' mit 256 Hz.

Auf praktisch dieselbe Frequenz kommt man durch die Oktavierung der Zahl 1:

1+1=2, 2+2=4, 4+4=8, 8+8=16, 16+16=32, 32+32=64, 64+64=128, 128+128=256+256=512.

C''=512 Hz; daraus folgt der Kammerton A'=432 und G'=384 Hz. Es gibt kleine vernachlässigbare Abweichungen von G'=386–388 Hz, da die 86 400 Sekunden einem mittleren Sonnentag entsprechen und um bis zu 1/365 abweichen können und dann beispielsweise 86 164 Sekunden ergeben. Es ist anzunehmen, dass früher viele Musiker die kosmische Frequenz 432 erspürt oder um sie »gewusst« haben, da es keine elektronischen Messinstrumente gab. Weil das alte Wissen verloren ging und man die Instrumente immer lauter und brillanter wollte, erhöhte man die Grundstimmung des eingestrichenen A' nach und nach von 432 auf 436 und später auf 440 bis 446 Hz. Diese hohen Referenz-Frequenzen haben nicht mehr so eine enge Beziehung zu unserem Körper, zur Erde und den anderen Gestirnen.

Die Schwingung der Zahl 1 kann (noch) nicht als hörbarer Klang wahrgenommen werden, sondern – im Frequenzmaß Hertz ausgedrückt – nur als ein Pulsieren im Rhythmus von einer Sekunde. Nimmt man die Sekunde selbst als Zeit einer Frequenz, bekommt man genau das C dieser alten Stimmung. Wir können davon ausgehen, dass die Babylonier bei der Festlegung von Sekunden, Minuten und Stunden Zugang zu einem universellen Wissen hatten, das uns verloren ging.

Wenn die Zahl 1 mit dem physikalischen Gesetz der Oktavierung (Verdoppelung) erhöht wird, gleitet diese 1 sehr schnell in den hörbaren Bereich des menschlichen Ohres:

1+1=2, 2+2=4, 4+4=8, 8+8=16, 16+16=32.

Die Frequenz 32 ist ein sehr tiefes C und entspricht in ihrer Essenz immer noch der Zahl 1, nur dass diese Essenz jetzt mit den Ohren gehört wird.

Octavus sanctos omnes docet esse beatos
Die Oktave lehrt die Heiligen, glückselig zu sein
(aus einem Kapitell der Abteikirche von Cluny, Frankreich).

Alle weiteren Töne, die nun in der Natur eines Klanges erscheinen, sind ganzzahlige Brüche der Zahl 1 beziehungsweise der Frequenz 32 Hz:

1/2	C	64 Hz
2/3	G	96 Hz
3/4	C	128 Hz
4/5	E	162 Hz
5/6	G	192 Hz
6/7	B	228 Hz

und so weiter.

Die sogenannte kosmische Oktave basiert auf dem physikalischen Prinzip der Oktavierung, ausgehend von dem Naturgesetz der Oktavgleichheit. Ab den 1970er-Jahren erforschte der Schweizer Mathematiker Hans Cousto das harmonikale Gesetz von Frequenzverdoppelung beziehungsweise Frequenzhalbierung (Oktavierung) auch über den Hörbereich hinaus. So entstand die Möglichkeit, Planetenrotationen und Molekülschwingungen oktavanalogen

Tönen und Rhythmen zuzuordnen. Die »Planetentöne« oder die »Harmonikalen Kammertöne« wurden auch unter dem Namen »Urtöne« durch die Arbeit des Musikjournalisten Prof. h. c. Joachim-Ernst Berendt bekannt. Die Idee von harmonikalen Strukturen im Kosmos geht aber – erwiesenermaßen – bis auf Pythagoras zurück. Später, im siebzehnten Jahrhundert, finden wir sie wieder bei Johannes Kepler und in der Neuzeit bei Hans Kayser, Rudolf Steiner, G. I. Gurdjieff, Rudolf Haase und anderen Forschern.

Der Mensch hört von 20 Hz (20 Schwingungen pro Sekunde) bis etwa 16000 Hz. 20 Hz entsprechen dem tiefsten Basston, der gerade noch hörbar ist; 16000 Hz entsprechen einem ganz hohen Pfeifen. Unterhalb von 20 Hz bricht die kontinuierliche Wahrnehmung von Schwingungen (Ton) in Einzelereignisse (Rhythmus) auf. Und so erhält man durch Frequenzverdoppelungen der Grundfrequenz des Jahres eine Rhythmusgeschwindigkeit von 63,8 bpm (Schläge pro Minute) also etwa eine Sekunde.

Weil Sehen genauso wie Hören auf dem Wahrnehmen von Schwingungen basiert, nur dass diese Schwingungen ungleich schneller als akustische Signale schwingen, ergibt sich durch weiteres Oktavieren bis in die 74. Oktave eine oktavanaloge Farbe. Die oktavanaloge Farbe zum Erdenjahr ist ein Blaugrün mit 500,837 Nanometer Wellenlänge.

Bei der Molekülvertonung läuft der gleiche Vorgang umgekehrt. Die Spektralanalyse, mit deren Hilfe Moleküle identifiziert werden, liefert genaue Angaben im Farbbereich (Nanometer). Diese Nanometerangaben werden solange herunteroktaviert (durch 2 geteilt), bis wiederum der menschliche Hörbereich erreicht wird. Da akustische Wahrnehmung aufgrund des sogenannten Frequenzfolgeverhaltens unseres Gehirns immer ein Synchronisieren, ein In-Resonanz-Gehen, bedeutet, ist es möglich, durch das Hören oktavanaloger Töne und Rhythmen mit Erscheinungen außerhalb unserer direkten Wahrnehmung zu resonieren und uns einzustimmen in universelle Vorgänge.

Die Formel zur Umrechnung beliebiger zyklischer Ereignisse in oktavanaloge Töne und Rhythmen lautet

$$1/a \times 2^n = f$$

wobei a für die Periodendauer in Sekunden, n für die Oktavzahl und f für die Frequenz steht.

»Hertz« heißt Schwingung pro Sekunde. Zeit und Schwingung verhalten sich umgekehrt proportional (Kehrwert):

$$\frac{1}{\text{Zeit}} = \text{Frequenz (Schwingung)} \qquad \frac{1}{\text{Frequenz}} = \text{Zeit}$$

Beispiel Erdumdrehung (Erdentag)

24 Stunden sind 86 400 Sekunden. $1/86400 = 0{,}000011574\overline{074}$. 25 Mal oktaviert ergibt dies das G 384 Hz der alten Stimmung (A= 432 Hz).

Der indische Grundton Sa oder der sogenannte Urklang Om (Grundton der meisten Ragas) entsteht durch die Umlaufbahn der Erde um die Sonne und ist das Cis eben dieser alten Stimmung. Das Cis ist die Mitte der vom Tageston G ausgehenden Tonleiter:

1×2=2, 2×2=4, 4×2=8, 8×2=16, 16×2=32, 32×2=64,
64×2=128, 128×2=256

256 Hz = C der alten Stimmung,

272,2 (136,1) Hz = Cis der alten Stimmung (Erdenjahr),

384 Hz = G der alten Stimmung (Erdentag),

432 Hz = A der alten Stimmung (Kammerton).

Bildlegende zu Seite 188:

Das schöne kompakte Schwingungsmuster, hervorgerufen mit einem Sinuston auf einer mit Sand bestreuten Metallplatte, zerfällt, wenn man von der alten Stimmung von A=432 Hz (oben) in Richtung der heutigen Referenzstimmung von 440 Hz (unten) abweicht

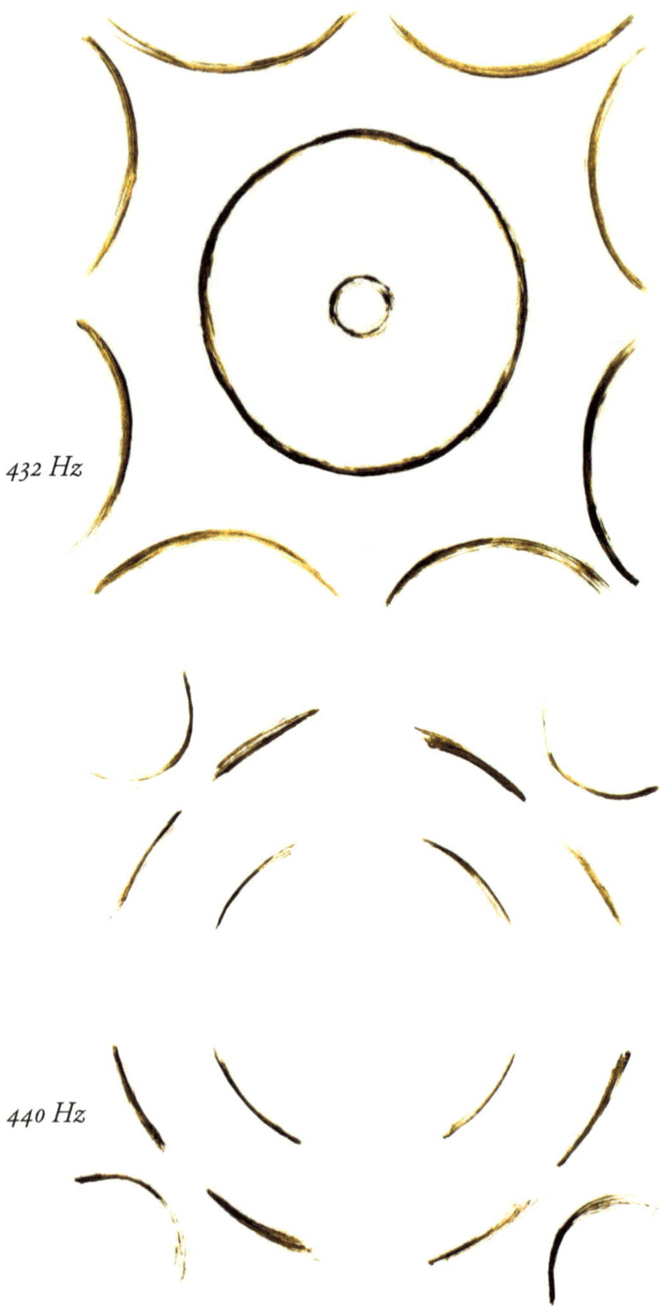
432 Hz
440 Hz

Hörvorschläge für Klang-Meditation

Die folgenden Alben und Titel sind bei i-Tunes erhältlich.

Für die Meditation im Allgemeinen und die Arbeit an allen Chakren
MONO SOMA [SILVAN WINKLER und DOMINIQUE STARCK] feat. EVA LUNA BENEDETTI: *14 Worlds*, Sound-Meditation
DUO-STARCK-SHAYNA: *Chant des Octaves*
AUGUST WILHELMSSON: *Departure, Transfixed, Findings, The Big Truth, I was Arthur*
DEUTER: *Atmospheres, Imortelle*

Wurzelchakra
MARINA RAYE and OLABAYO: *Drumming into Paradise* (Indianerflöte und Trommel)

Nabelchakra
MARINA RAYE: *Womenspirit, Being Peace* (Indianerflöte und Violoncello)

Solarpexuschakra
DEUTER: *Nada Himalaya* (Klangschalen)

Herzchakra
CARLOS NAKAI and NAWANG KHECHOG: *In a Distant Place*
MARINA RAYE: *Snow Falling on Silence* (Indianerflöte und Harfe)

Halschakra
AEOLIAH: *Angel Love*
MARINA RAYE: *Circle of Compassion* (Indian Flute und Steelstring Guitar)

Stirnchakra
DANIEL NEUKOM und DOMINIQUE STARCK: *Diamond*
DOMINIQUE STARCK: *Winds, Journey Within*

Scheitelchakra
DEUTER: *Nada Himalaya*
CARLOS NAKAI: *Mythic Dreamer, Canyon Trilogy*
MARINA RAYE: *Keepers of the Light*

Notenmaterial

Das Referenz-A aller Audioaufnahmen ist 432 Hz.

Scale-Chanting
Seite 39

Audioaufnahme Track 1

Do

Audioaufnahme Track 2

Re

Audioaufnahme Track 3

Mi

Audioaufnahme Track 4

Fa

Audioaufnahme Track 5

So

Audioaufnahme Track 6

La

Audioaufnahme Track 7

Ti

Balance-Chanting
Seite 42

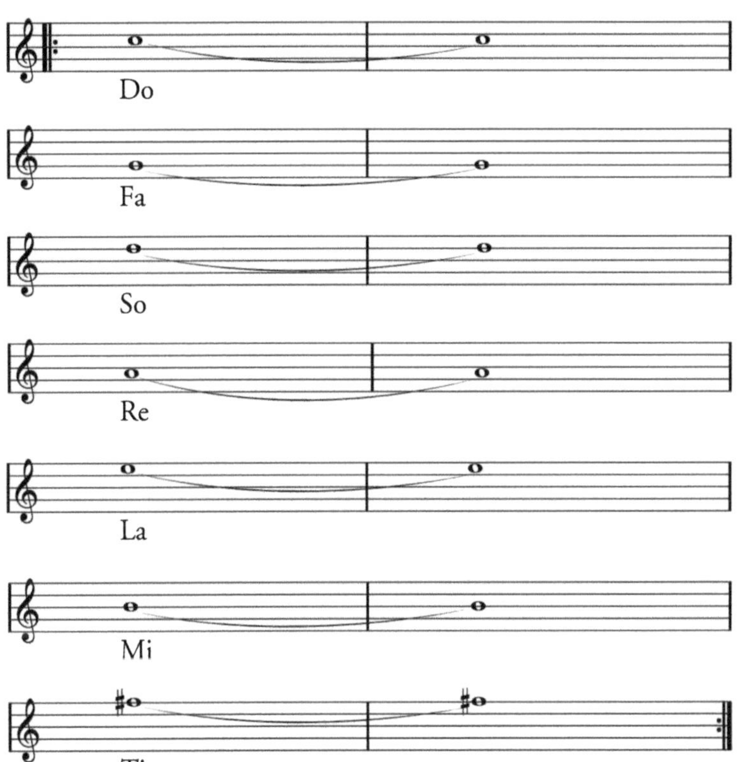

Spiral-Chanting

Seite 44

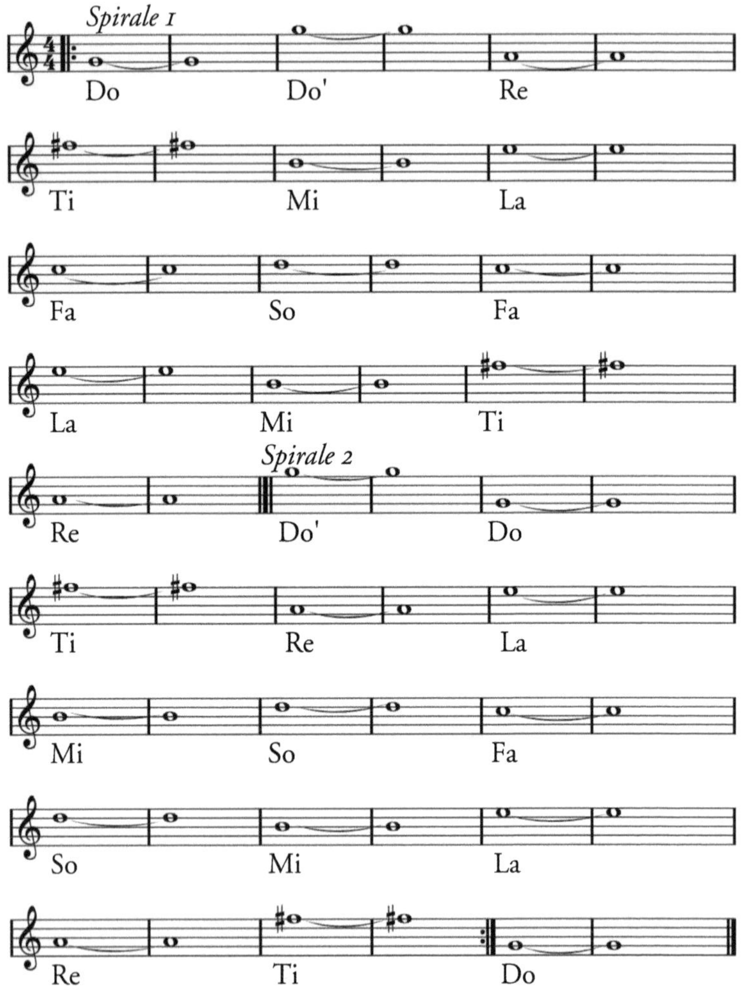

Inspiration I: Native American Chants

Seite 56

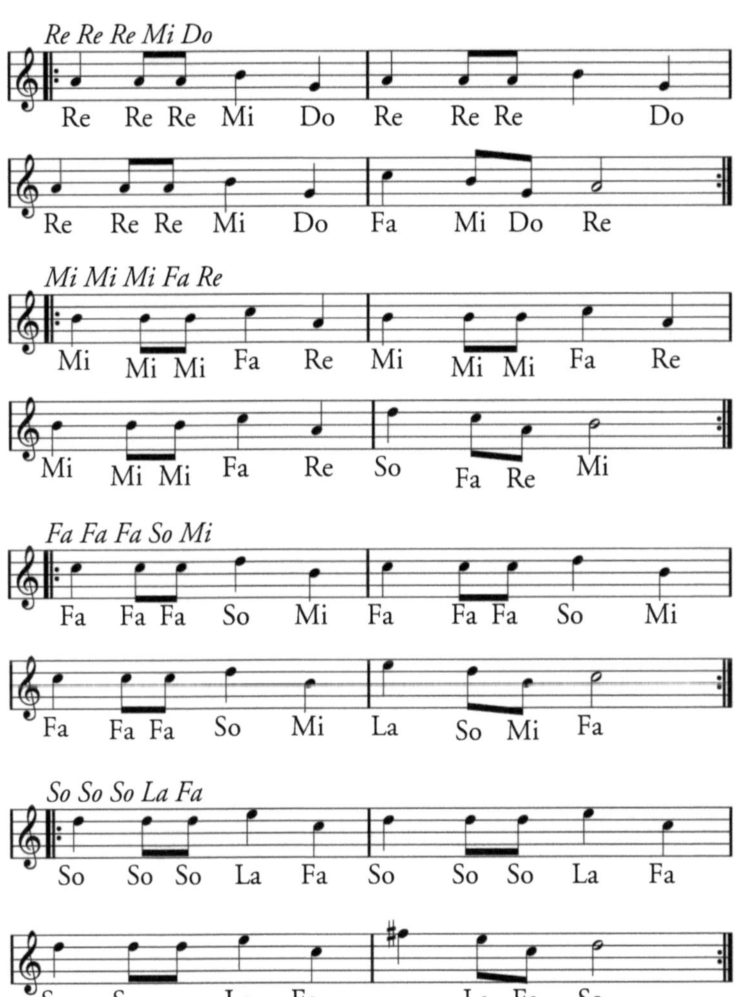

Inspiration II: Native Indian Chants

Seite 59

Hej–a ha–ja ho–a ha
he j a ha ja ho a ha usw.
Alternierend mit tiefem Do, männliche Energie
Track 14
Alternierend mit tiefem Re, weibliche Energie
Track 15

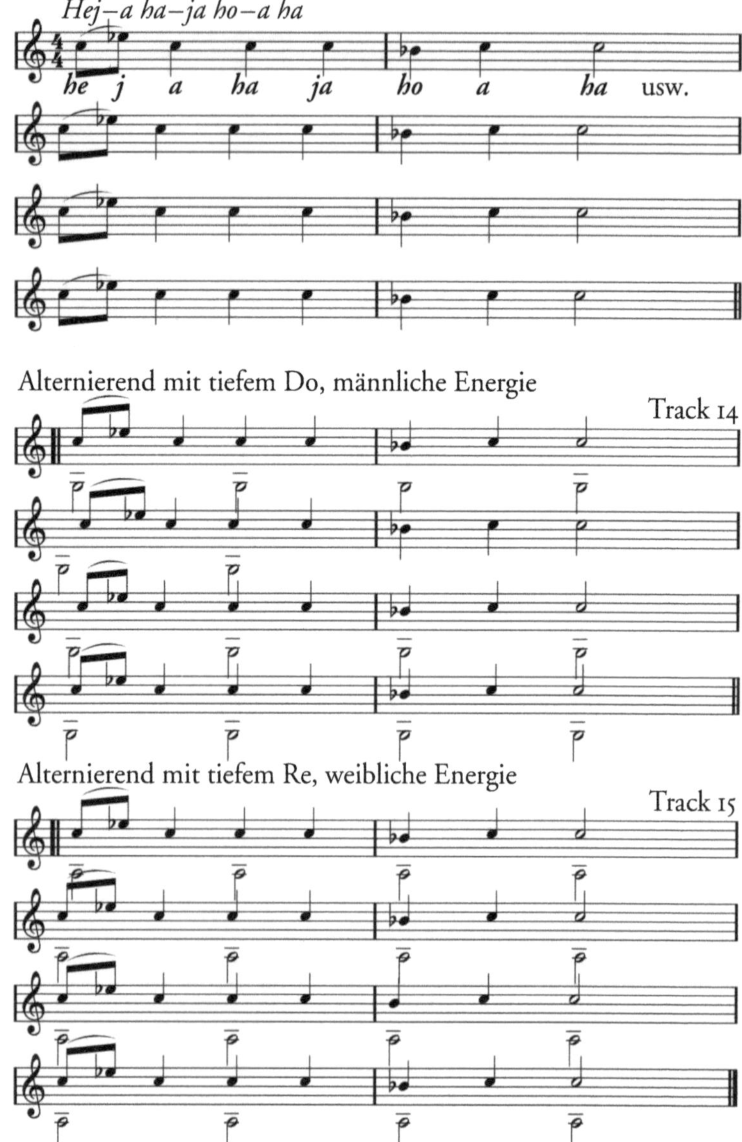

Herz-Erde-Seele-Chant

Siehe Seite 69

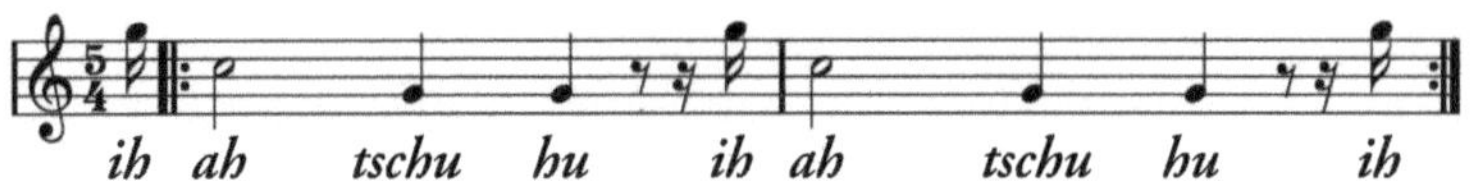

Individueller Chant in einem Schamanen-Rhythmus

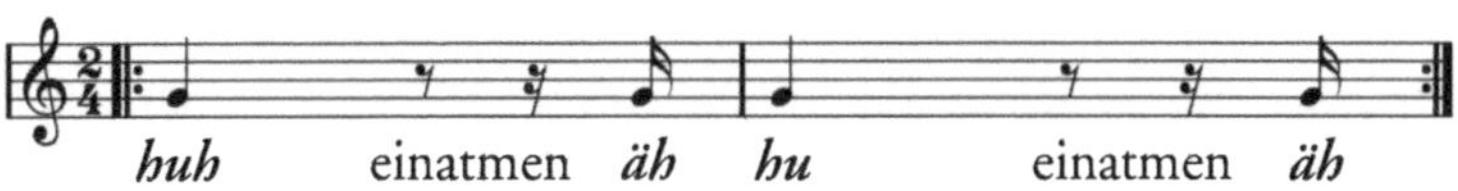

Weblinks

Webseite des Autors
www.dominiquestarck.ch

YouTube-Videos des Autors
Um die Videos aufzurufen, geben Sie auf www.youtube.com »Dominique Starck« und einen Teil der folgenden Titel ein:

Chanting-Musik
Dominique Starck: Open Your Crown Chakra with Chanting
Dominique Starck: Open Your Third Eye Chakra with Chanting
Dominique Starck: Open Your Throat Chakra with Chanting
Dominique Starck: Open Your Heart Chakra with Chanting
Dominique Starck: Open Your Solar Plexus Chakra with Chanting
Dominique Starck: Open Your Sacral Chakra with Chanting
Dominique Starck: Open Your Base Chakra with Chanting

Diskografie Dominique Starck

Empfohlene Chanting-CD neben den Audioaufnahmen zum Buch

Mono Soma [Silvan Winkler und Dominique Starck] feat. Eva Luna Benedetti: *14 Worlds,* Sound-Meditation

Weitere CD-Einspielungen

Claude Starck (Cello) und Dominique Starck (Gitarre): *Barocksonaten* (DNDS 1031)
Daniel Neukom (Flöte) und Dominique Starck (Gitarre): *Diamond* (DNDS CD 1223-2)
Dominique Starck: *Remastered Guitar-Works (1990–2010)* (DNDS 21024)
Dominique Starck: *Tune in Gitarre solo* (DNDS 21023)
Dominique Starck: *Winds,* Gitarre/Keyboards (DNDS CD 3112-2)
Dominique Starck: *Journey Within,* Gitarre (DNDS CD 1028-2)
Dominique Starck: *Alchemy of the Octave,* Gitarre (DNDS CD 1029-2)
Dominique Starck: *Chalice,* Gitarre (DNDS CD 1024)
Duo-Shayna-Starck: *Espace Harmonisé* (DNDS 21021)
Duo-Shayna-Starck: *Chant des Octaves* (DNDS 21022)
Louis Jeng-Chun Chen (Flöte/Komposition) und Dominique Starck (Gitarre): *Sphäre der Poesie* (DNDS CD 1061)
Trio Svasek-Perret-Starck: *Poussières d'Etoiles, Ethno-méditatif musique de France,* BP 89204 Prikosnovénie France

In Vorbereitung für 2019
Dominique Starck und Jean-Michel Neukom: *Integrale Bilder und Musik,* Integrale Bildbetrachtung und integrales Musikhören mit Meditationsanleitung

Literaturhinweise

JOSEPH RAEL [BEAUTIFUL PAINTED ARROW]: *Being and Vibration,* Tulsa, Oklahoma: Council Oak Books, 1995, 2002

JOSEPH RAEL: *Sound,* Tulsa, Oklahoma: Council Oak Books, 2009

WOLFGANG SAUS: *Oberton-Singen,* Battweiler: Traumzeit-Verlag, 2006

DOMINIQUE STARCK: *Die Alchemie der Oktave,* Freiburg i.Br: Arbor Verlag, 2002 (vergriffen, durch den Autor noch erhältlich)

Über den Autor

Dominique Starck, geboren 1956, ist ein Schweizer Gitarrist, Komponist, Meditationsmusiker und Autor. Er unterrichtete mehrere Jahrzehnte an Gymnasien und Montessori-Schulen und leitete während fünfzehn Jahren den Fachbereich Musik an der Neuen Kantonsschule Aarau. Er stammt aus einer Straßburger Musikerfamilie, in der das musikalische Erbe von Generation zu Generation weitergegeben wurde. In seiner Jugend spielte er in verschiedenen Bandformationen, bevor er am Konservatorium und an der Musikhochschule Zürich das Konzertdiplom mit Auszeichnung ablegte. Er studierte Komposition bei Josef Haselbach und befasste sich intensiv mit orientalischer, fernöstlicher und afrikanischer Musik. Sein kompositorisches Schaffen ist beeinflusst von Musik- und Qi-Gong-Studien bei L. Jeng-Chun Chen (Taiwan), vom Studium afrikanischer Musik bei Cheikh Tidiane Niane (Senegal) sowie von seinen Begegnungen mit Puebloindianern in den USA. Spirituelle Unterweisung erhielt er durch indianische Schamanen sowie in einer Gurdjieff-Schule und in seiner langjährigen Zusammenarbeit mit Reshad Feild und Clemens F. Dietrich. Seine kammermusikalische Konzerttätigkeit führte ihn durch Europa und die USA, wo zahlreiche CD-, Radio- und Fernseh-Aufzeichnungen entstanden. 2016 wurde sein Album *Remastered Guitar Works 1990–2010* in den USA mit dem Akademia Award ausgezeichnet; weitere seiner Werke findet man unter www.dominiquestarck.ch sowie bei iTunes, Apple-Music, Spotify und YouTube. In den letzten zwanzig Jahren entstanden Meditationsmusik und eine von ihm selbst begründete Methode des Chantings und Bewegens, das Chakra-Chant-Move, ein ganzheitlicher, integraler Weg der Selbstentfaltung. Mit dem Ensemble Mono Soma gibt er Konzerte an Kraftorten sowie an Meditations- und Yoga-Seminaren. Er ist Autor der Bücher *Alchemie der Oktave* (Arbor Verlag) sowie Co-Autor von *Der spirituelle Hunger des Kindes – Vom Werdenlassen des Seins* (Chalice Verlag) und *Raum für Leben schaffen – Integrale Ansätze für die Lebensraumgestaltung von morgen* (Info3 Verlag).

Der Autor kann kontaktiert werden unter:

dominique.starck@bluewin.ch

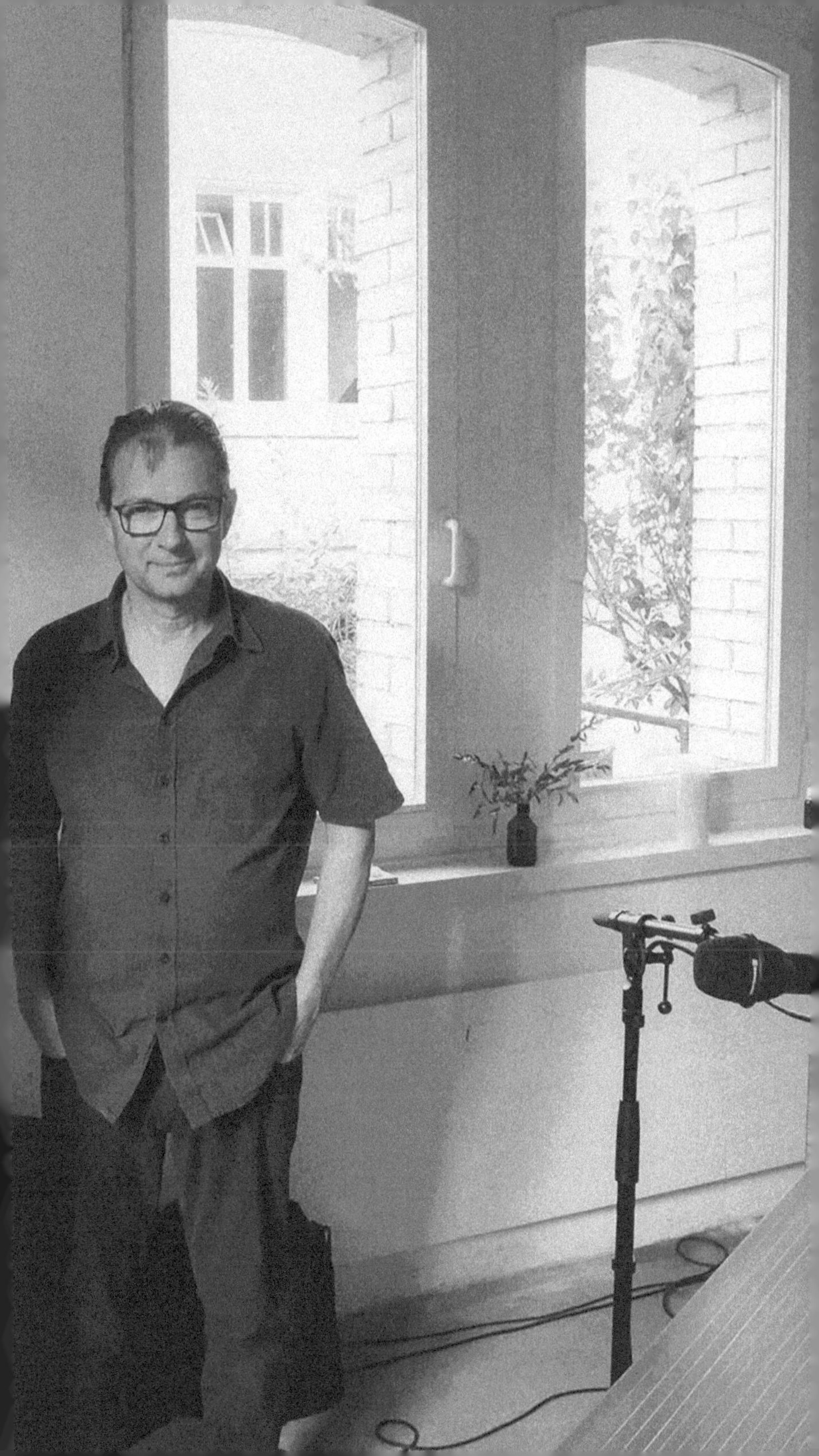

Chalice Verlag

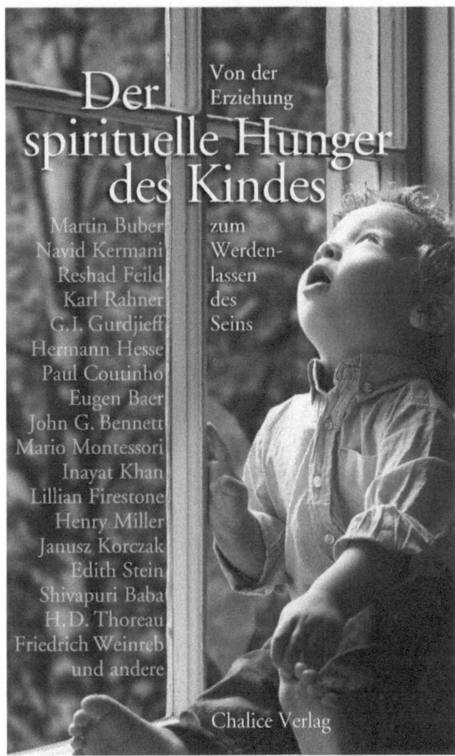

Was ist das Wesen des Kindes? Was bedeutet Kind*heit* als Archetyp, als spirituelles Ideal und lebendige Wirklichkeit? Wie können wir Kindern helfen, das zu werden, was zu sein sie von der Schöpfung gedacht sind? Was können wir von ihnen lernen, da wir doch aufgerufen sind, zu werden wie sie? Wie können wir ihnen in liebender Achtsamkeit begegnen und ihnen die Art von Nahrung verschaffen, die sie in unserer Zeit brauchen? Dieses Lesebuch bietet Denkanstöße, Erfahrungsberichte und Verhaltensvorschläge aus dem Weisheitsschatz der mystischen Überlieferungen der verschiedenen Religionen wie auch von maßgeblichen Wegbereitenden einer neuen ganzheitlichen Pädagogik. Nicht nur Eltern, Betreuende und Erziehende sind hier angesprochen, sondern alle, die die »versöhnende Kraft des Kindes« (Gurdjieff) verstehen möchten, die »Achtung haben vor den Geheimnissen und den Schwankungen der schweren Arbeit des Wachsens« (Janusz Korczak) und die es sich zur Aufgabe machen, das Kind als »lebendiges menschliches Bild der Wahrheit zu umsorgen« (Bülent Rauf). Und weil letztlich »alle Bildung Selbstbildung ist« (Edith Stein), geht es dabei immer auch um unser »inneres« Kind, das, »wenn die Zeit reif ist, in uns geboren wird« (Reshad Feild). Dieses Buch kann uns helfen, zu verstehen und unsere Kinder zu lehren, was Gott zu jeder und jedem Einzelnen von uns sagt: »Du bist Mein Schmuck; du bist Meine Schönheit; du bist Meine Vollkommenheit; du bist Mein Name« (al-Dschīlī).

ISBN 978-3-942914-34-5
480 Seiten

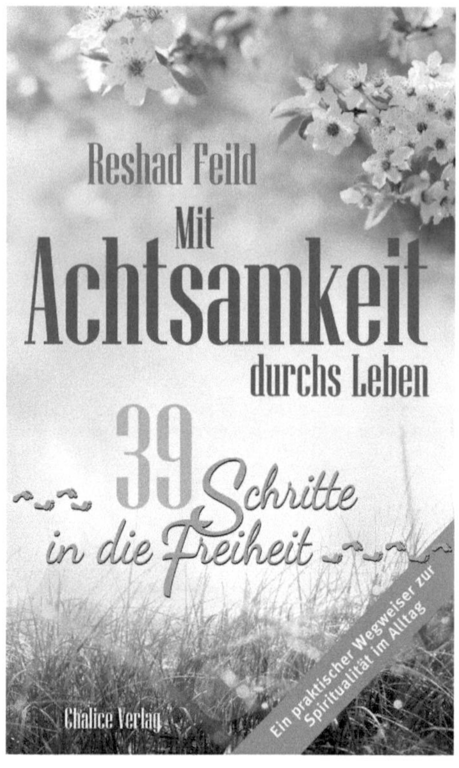

Das Leben ist das größte Geschenk, das uns gemacht wird. Und doch geschieht beinahe alles, was wir in dieser Welt tun, unbewusst und beruht auf den Reaktionen unseres konditionierten Verstandes, der im Allgemeinen schläft und mechanisch auf alle erdenklichen äußeren Reize anspringt. Wir stolpern schlafwandlerisch durchs Leben und hinterfragen selten oder nie unsere Motive und Absichten. Kein Wunder, dass wir hin- und hergeworfen werden von den Wellen eines Schicksals, über das wir die Kontrolle längst verloren haben, und dass wir, eingelullt in unserer Blase von Meinungen und Urteilen, die Wirklichkeit nur in den seltensten Augenblicken klar erkennen. In diesem mitreißenden Buch finden wir wertvolle Impulse und praktische Unterweisungen dazu, auf was wir achten sollten, wenn wir uns auf die Suche machen nach der wahren Bedeutung unseres Daseins und nach einem sinnerfüllten, spirituellen, ganzheitlichen Leben. Der bekannte Mystiker und Atemlehrer Reshad Feild hat mit seinen tiefen Einsichten in die Geheimnisse der Schöpfung und seinem freigeistigen, unsentimentalen, humorvollen Ansatz bereits Tausenden von Menschen geholfen, in ihrer persönlichen Entwicklung voranzukommen. Diese 39 Kapitel beschreiben Schritte in jene Freiheit, nach der wir uns alle sehnen, wenn wir erst einmal erkannt haben, dass der Zweck der oberflächlichen Antworten dieser Welt darin besteht, unseren Hunger nach den tiefergehenden Fragen des Lebens zu wecken: nach der Wahrheit.

ISBN 978-3-942914-35-2

208 Seiten

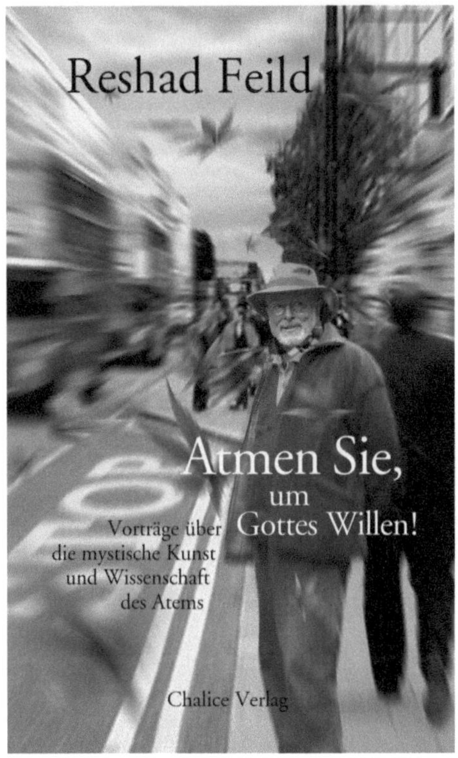

Ein Schatz tiefer Einsichten aus spiritueller Perspektive in das große Mysterium des Atems. Inspirierende Vorträge, praktische Übungsanleitungen und eine Auswahl poetischer Texte aus unterschiedlichsten Traditionen laden uns ein, den Atem als Wunder auf vielen Ebenen zu erforschen.

Was ist dieser Atem? Welche Bedeutung liegt in diesem Leben spendenden Geheimnis? Wie wichtig ist das bewusste Atmen für echte spirituelle Transformation? Was sagt uns die Tatsache, dass unser Leben all seine Möglichkeiten zwischen einem Einatmen und einem Ausatmen entfaltet? Wie hängt das alles mit dem Rhythmus des Universums und der Zeit zusammen? Welche Rolle spielt der Atem im »Werden des Seins« aus dem immerwährenden »Schoß des Augenblicks«? Wie können wir Nahrung einatmen und sie ins alchimistische Exilier destillieren, das wir für die nachhaltige Verwandlung unseres Lebens brauchen? Wie können wir ausatmen, um die Atmosphäre in einem Raum oder in einer Situation zu verändern, in Verantwortung für unsere Mitmenschen und für die »kommende Welt«? Was könnte es bedeuten, dass Jesus »auf dem Wasser wandelte« und dass »Atem und Geist eins sind«? Welches ist die esoterische Beziehung zwischen Maria, Jesus, dem Geist Gottes, *Ruh Allāh,* und Christus?

Vor dem Hintergrund seines lebenslangen Studiums der inneren Essenz der Sufi-Lehren liefert uns der Autor Gedankenanstöße und praktische Tipps zur Atemarbeit in unserem Alltag.

ISBN 978-3-942914-09-3
172 Seiten

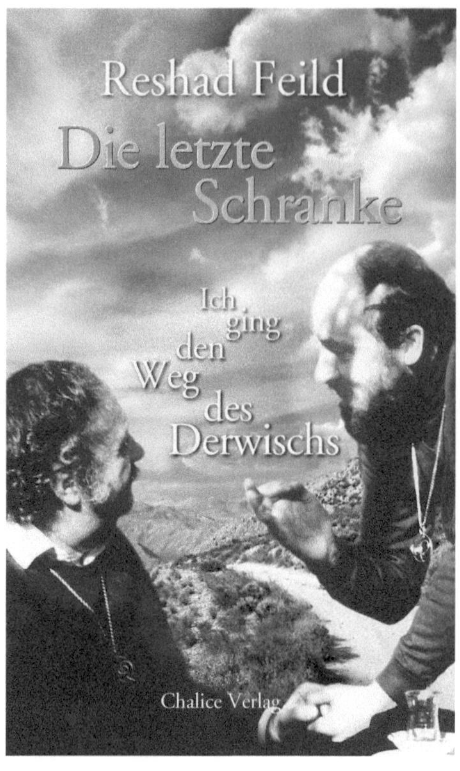

Der erste Teil der autobiografischen Trilogie von Reshad Feild: ein echter Klassiker der modernen spirituellen Literatur und eines der großen Selbstzeugnisse mystischer Sinnsuche, das in den vergangenen vierzig Jahren weltweit Hunderttausende von Lesern beeindruckt hat.

In dieser packend erzählten Geschichte begleiten wir einen jungen Engländer auf seiner abenteuerlichen Suche nach der wirklichen Bedeutung des Lebens und den allerletzten Wahrheiten. Unter der Führung des geheimnisvollen Antiquitätenhändlers Hamid, der sich im Laufe dieses ›metaphysischen Roadmovies‹ als ein strenger spiritueller Lehrer entpuppt, entwickelt sich Reshads Interesse an den Derwischen des Nahen Ostens zu einer äußeren wie inneren Entdeckungsreise zu heiligen Stätten, weisen Menschen und tiefen Einsichten in die Wirklichkeit der Welt. Unter härtesten Prüfungen, die sein westliches Denken erschüttern, wird er in die inneren Lehren des Sufismus eingeführt und mit den Geheimnissen des Atems, der spirituellen Bedeutung der Jungfrau Maria und den gemeinsamen Wurzeln der jüdischen, christlichen und islamischen Traditionen vertraut gemacht. Schritt für Schritt beginnt er, die Heiligkeit allen Lebens zu verstehen, und erfährt die Liebe als die Erste Ursache der Schöpfung, bevor ihm schließlich die Erkenntnis der Einheit des Seins gewährt wird.

»Eine eloquente Orchestrierung, die von sehr hoher Kreativität zeugt« (*The Times*). »Wenn Sie sich für die Weisheit dieses Buches öffnen, wird es Ihr Leben verändern« (Ellen Burstyn).

ISBN 978-3-942914-11-6
216 Seiten

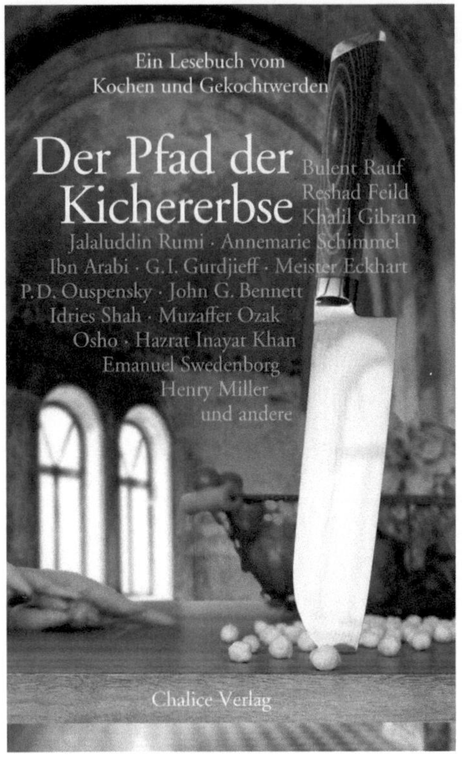

Guter Geschmack will gelernt sein: *Le bon-goût s'apprend.* Das gilt insbesondere für das spirituelle Schmecken der Einheit des Seins. In dieser einzigartigen Anthologie beschreiben liebestrunkene Sufis, wahrheitshungrige Gnostiker, erkenntnisdurstige Geisterseher und verschmitzt-weise Skandalgurus, hingebungsvolle Brotbäcker, humorbegnadete Geschichtenerzähler, ägäisverzauberte Lebensreisende und extremfastende Meisterspione Möglichkeiten und Wege, das Feine vom Groben zu unterscheiden, das Obere mit dem Unteren zu verbinden und so die scheinbare Trennlinie zwischen dem Körperlichen und dem Spirituellen zu überwinden. Wenn wir die ›Küchenarbeit an uns selbst‹ in der richtigen, nämlich dienenden Haltung angehen, kultivieren wir in uns diesen guten, feinen Geschmack für die Nähe Gottes. Bewusstes Kochen und Gekochtwerden lässt uns die Heiligkeit in der Transformation von Äußerem und Innerem entdecken.

Neben Ausgesuchtem von Dschalāl ad-Dīn Rūmī, Bahauddin Walad, Hafis, Khalil Gibran, Bülent Rauf, Reshad Feild, Muzaffer Ozak, G.I. Gurdjieff, P.D. Ouspensky, Idries Shah, Osho, Scotus Eriugena, Emanuel Swedenborg oder Henry Miller finden sich hier zum ersten Mal auf Deutsch vorliegende Trouvaillen von Annemarie Schimmel, Muḥyīddīn Ibn 'Arabī, John G. Bennett, Christopher Bamford und Paul Dukes.

ISBN 978-3-942914-20-8
324 Seiten

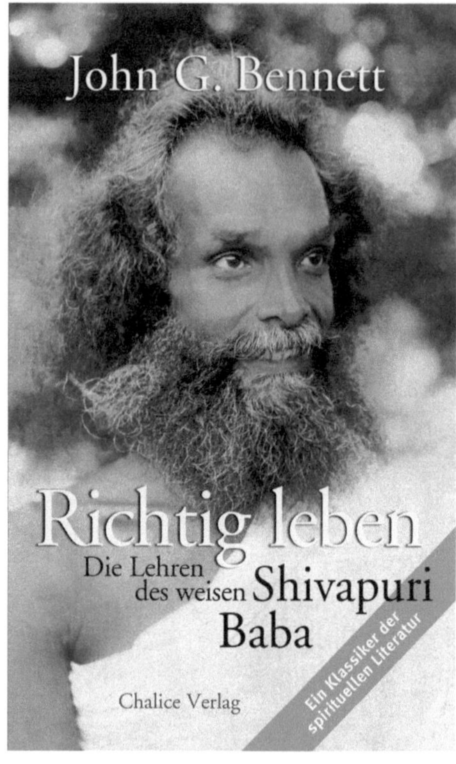

Wie leben wir *richtig*, sodass wir unser körperliches, geistiges und seelisches Daseinspotenzial verwirklichen und mit unserer Umwelt, unseren Mitmenschen und uns selbst in Achtsamkeit und Mitgefühl umgehen und Sinn und Zweck unseres Lebens auf der Erde erfüllen können? Der Shivapuri Baba, einer der beeindruckendsten Menschen des 19. und 20. Jahrhunderts, der ein salomonisches Alter von 137 Jahren erreichte, lehrte das Prinzip des »Rechten Lebens«, das in seinen Grundlagen bestechend einfach und gerade deshalb problemlos übertragbar ist auf jede Epoche, Gesellschaft, Kultur und Religion. Nachdem er 24 Jahre in absoluter Einsamkeit im indischen Dschungel gelebt, danach auf seiner Pilgerreise 40 Jahre lang den gesamten Erdball zu Fuß umrundet und zahlreiche historische Persönlichkeiten wie die Königin Victoria, George Bernhard Shaw oder Theodore Roosevelt beraten hatte, ließ er sich 1926 in Nepal nieder, wo er die Erkenntnisse seiner Erfahrung der spirituellen Verwirklichung lehrte. Obschon bereits zu Lebzeiten als großer Heiliger verehrt, lehnte er jeglichen Kult um seine Person vehement ab. Auf seine Bitte, seine Lehre der drei Disziplinen Rechten Lebens für die moderne Welt einfach und verständlich darzulegen, schrieb John G. Bennett diesen Klassiker der spirituellen Literatur: eine praktische Anleitung, wie wir – egal in welcher religiösen Tradition wir zuhause sind – die richtigen Prioritäten setzen, ganzheitlich leben und zu Selbsterkenntnis und Gottesschau gelangen können.

ISBN 978-3-942914-26-0

240 Seiten

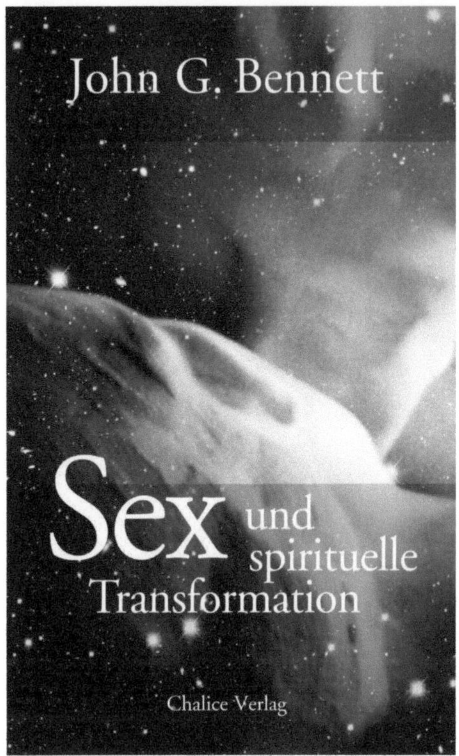

Sex ist eine der machtvollsten Kräfte in unserem Leben, und doch vermögen nur die wenigsten Menschen, ihn ganzheitlich zu betrachten. Weit über Fortpflanzung und Vergnügen hinaus kommt ihm besondere Bedeutung für die spirituelle Transformation des Menschen zu. Suchenden, denen sich zu diesem Thema schwierige Fragen stellen, bietet dieses Buch neue Denkanstöße und überraschende Blickwinkel auf eines der größten Wunder und tiefsten Rätsel der Schöpfung. In den hier zusammengestellten Auszügen aus seinen Vorträgen behandelt der Naturwissenschaftler, Philosoph und spirituelle Lehrer Bennett Themen wie den Ursprung der Sexualität, ihr Verhältnis zur Liebe, die Bedeutung des Geschlechtsakts, die komplementären Rollen von Mann, Frau und Kind, Ehe und Partnerschaft, Fortpflanzung, Elternschaft, Kreativität, »negativen Sex« sowie psychologische und gesellschaftliche Aspekte.

»Die innere Spaltung des Menschen ist die Trennung seiner geistigen und materiellen Hälften. Sie führt zur Unzufriedenheit und Suche, die seine Transformation erst ermöglichen. Die wirkliche Freude am Sex liegt weder in gedanklicher Stimulation noch in emotionaler Erregung, sondern in verbesserter Klarheit, Kraft und Stärke der Erfahrung auf allen Ebenen. Im Geschlechtsakt können wir wahrhaft wir selbst sein, und dies sollte uns in Sachen Sex sehr feinfühlig machen.«

ISBN 978-3-942914-06-2
120 Seiten

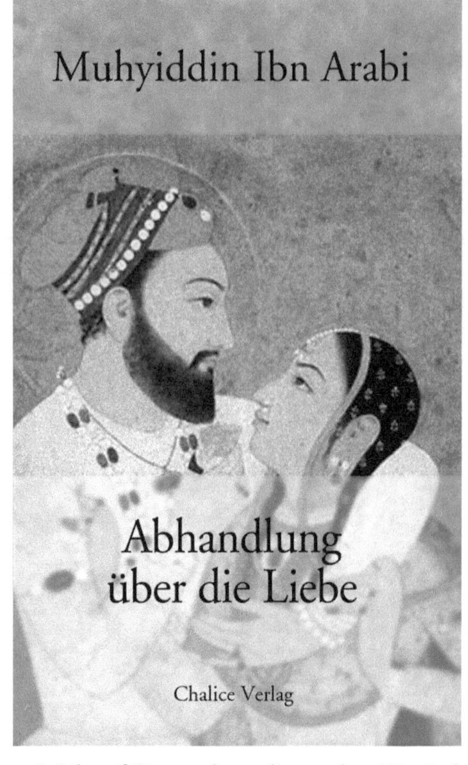

Im spirituellen Schrifttum des Islams stellt die *Abhandlung über die Liebe* einen Höhepunkt dar; sie ist im Ganzen wie im Detail ein vollendetes Meisterwerk. Alles, was vor Ibn 'Arabī zu diesem, insbesondere für das esoterische Verständnis des Korans so zentralen Thema gesagt wurde, fasst der »Größte Meister« hier zusammen, geht aber noch weit darüber hinaus. Kein spiritueller Lehrer hat seither derart wirklichkeitsgetreue, ursprüngliche, tiefgründige und vollständige Sichtweisen auf das Wesen und die Essenz der Liebe dargestellt.

In dem hier zum ersten Mal auf Deutsch vorliegenden Kapitel 178 seiner umfangreichen *Mekkanischen Eröffnungen* beleuchtet der »Lehrer der Sufis« alle Formen der Liebe, die natürliche oder physische, die spirituelle und die Göttliche. Die falsche, im Westen – heutzutage wie auch in der Vergangenheit – verbreitete Meinung, der Islam sei lediglich eine Religion der Strenge und formaler Vorschriften, in der Göttliche Transzendenz alles derart aufsauge, dass ein menschliches Wesen nicht einmal mehr an der Liebe teilhaben könne, wird hier mit großer Einblickskraft in die tiefsten Zusammenhänge und in poetischer Sprache richtiggestellt.

ISBN 978-3-905272-74-1
280 Seiten

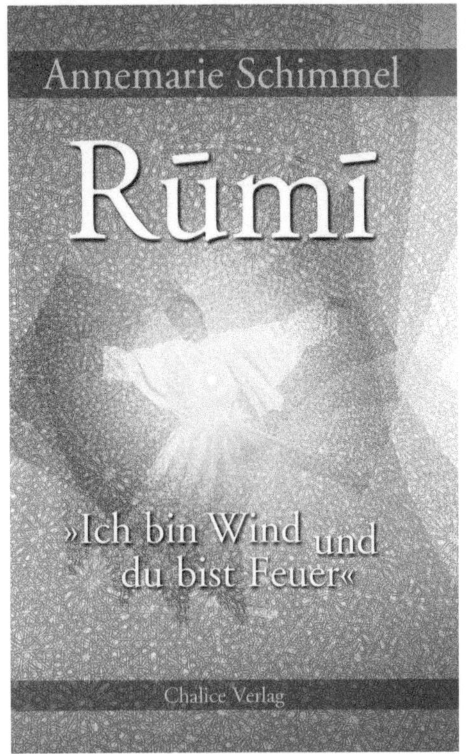

»Komm, komm, wer immer du bist…« Das Lebenswerk von Dschalāl ad-Dīn Rūmī (1207–1273), des wohl bekanntesten Vertreters des Sufismus und, neben Hafis, bedeutendsten Dichters persischer Sprache, ist eine Verstand und Herz ergreifende Einladung, die vielfarbige Schönheit und spirituelle Tiefe der islamischen Mystik kennenzulernen. Ob in seinem berühmten Lehrgedicht *Masnawī,* in seinen philosophisch-theosophischen Prosaschriften oder in der auf ihn zurückgehenden Drehtanz-Zeremonie der Mevlevi-Derwische – Rūmīs unerschöpfliche Kreativität ist ein permanentes Umkreisen des Geheimnisses von Gott, dem Geliebten und der Liebe. Wie nachhaltig sein Wirken konfessionelle Schranken und kulturelle Epochen überwand, demonstrieren die Tausenden von Trauernden aus allen Religionsgemeinschaften, die bei der Beisetzung im türkischen Konya an seinem Sarg vorüberzogen, wie auch die Tatsache, dass er noch heute als einer der meistgelesenen Poeten in den Vereinigten Staaten gilt. In dieser exzellenten Biografie zeichnet die renommierte Sufismus-Kennerin ein überzeugendes Bild von Leben und Werk des großen Mystikers und seiner historischen, politischen, kulturellen und theologischen Hintergründe. Sie lässt uns eintauchen in seine Liebes- und Glaubenseinsichten, die sie mit einer exquisiten Auswahl seiner wundervollen Texte illustriert. Entzückt lauschen wir Rūmīs Sehnsuchtsmelodien nach der Einheit und lassen uns in den Bann seiner Gottesfreude ziehen.

ISBN 978-3-942914-19-2
228 Seiten

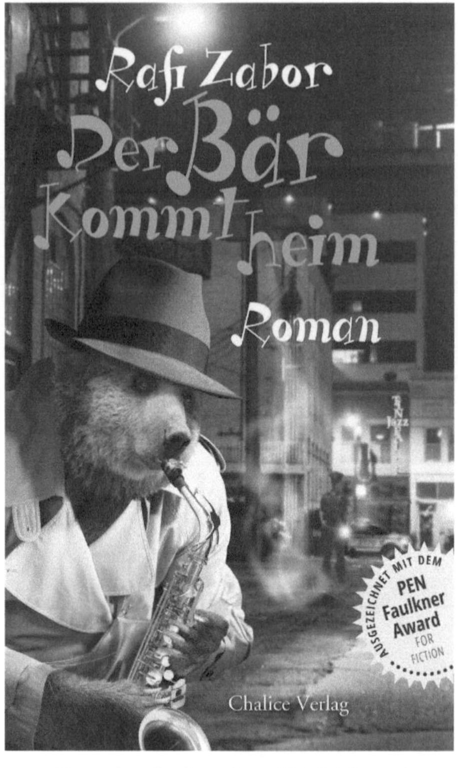

Ein liebenswürdiger Bär, der Shakespeare und 'Ibn Arabī liest, mit seinem Freund Jones bei Bier und Whiskey über die hintergründige Tragikomödie des Lebens philosophiert und obendrein Saxofon spielt wie ein junger Gott – solche vielfarbigen Fäden verwebt Rafi Zabor hier zu höchst unterhaltsamer, humorvoller, großartiger Literatur, die den Leser von der ersten bis zur letzten Seite fesselt. Auf seinem herzergreifend menschlichen Selbstfindungsabenteuer schlägt sich unser tierischer New Yorker Held mit seiner glühenden Leidenschaft für wahrhaft guten Jazz durch dorniges Dickicht seinen Einstieg ins Musikerleben. Er bewährt sich auf der Flucht vor der Polizei und hinter Gefängnismauern, tourt mit ziemlich abgedrehten Bandmitgliedern durch die amerikanische Provinz, spielt sich in verrauchten Jazzclubs die Seele aus dem Leib und gerät in die Fänge einer brennenden Liebe zur schönen Biologin Iris, bevor er nach vielen Irrungen und Wirrungen schließlich sein wirkliches Zuhause findet. Den Klängen dieses Lebens in mitreißenden Rhythmen, bezaubernden Akkordfolgen und überraschenden Tempowechseln folgend, wächst uns in diesem Buch ein großer Liebender und Menschenfreund mit seinen tiefen geistigen Einsichten und seiner unerschrockenen Daseinsfreude mit jeder Zeile näher an unser Bärenherz. Phantasievoll, spannend, intelligent, witzig, cool und sehr erotisch – kurzum ein jazziger Roman auf hohem sprachlichem Niveau in der meisterhaften deutschen Übersetzung von Karsten Singelmann.

ISBN 978-3-942914-22-2

528 Seiten

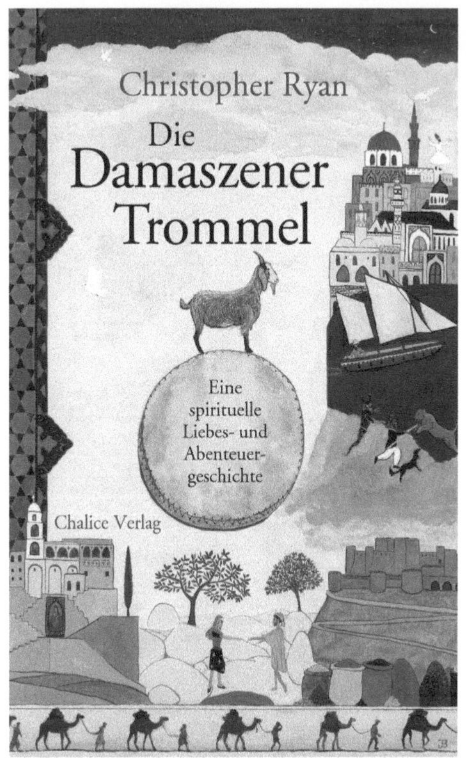

Eine ebenso spannende wie humorvolle, tiefgründige wie lehrreiche Liebes- und Abenteuergeschichte über Verlust und Neubeginn, über den Auszug aus der eigenen kleinen Welt und das Erwachen im großen Unbekannten. Es treten auf: Daud, ein erfolgreicher Kaufmann von der Mittelmeerinsel Aruad; Takla, eine junge Köchin im berühmten Nonnenkloster von Saidnaya; und Shams, ein alter Ziegenbock aus den Hügeln über Damaskus. Diese drei Unerschrockenen begleitet die *Damaszener Trommel* durch die syrische Landschaft des neunzehnten Jahrhunderts, mit ihrem vielgesichtigen Kaleidoskop von Völkern, Kulturen und Religionen aus der Levante, auf ihrer abenteuerlichen Reise durch Zeit und Raum und darüber hinaus. Eine zauberhafte Erzählung über Liebe und Selbsterkenntnis, Mut und Vertrauen, Schicksal und Bestimmung, Hingabe und Freiheit. In dieser modernen Tausendundeine-Nacht-Geschichte voller Überraschungen erleben wir die Abgründe des allzu Menschlichen und höchste Menschlichkeit, Niedertracht und Großmut, kriminelle Machenschaften und spirituelle Höhenflüge und begegnen Bösewichten und Helden, Narren und Weisen – und jeder Menge Ziegen. Christopher Ryan studierte Persisch und Osmanisch und schrieb als profunder Kenner der Menschen und Traditionen im Nahen Osten viele Jahre für englische Zeitschriften. In der *Damaszener Trommel* zieht er uns augenzwinkernd in den Bann einer höheren Wirklichkeit, die er im Stil des Magischen Realismus lebendig werden lässt.

ISBN 978-3-942914-21-5

300 Seiten